Dr. Günter Gerhardt
Bettina Wenzel

Brottrunk - Fitness für Haut, Darm und Immunsystem

Dr. Günter Gerhardt
Bettina Wenzel

Brottrunk -
Fitness für Haut, Darm
und Immunsystem

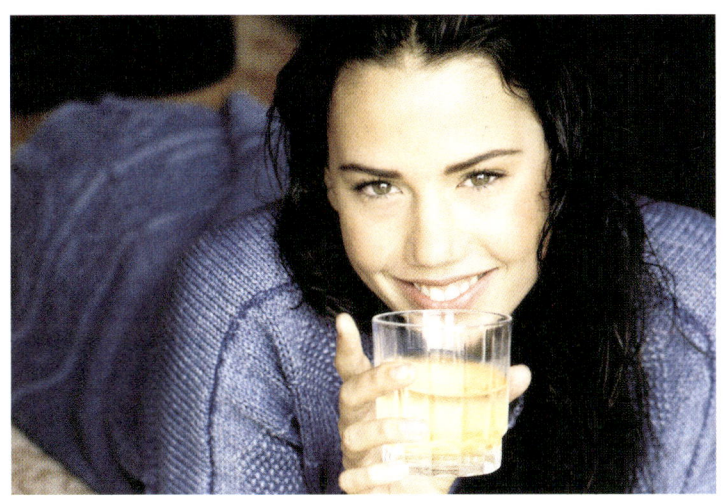

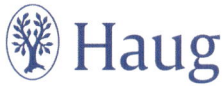

Bibliografische Information Der Deutschen Bibliothek
Die Deutsche Bibliothek verzeichnet diese Publikation in der Deutschen
Nationalbibliographie; detaillierte bibliographische Daten sind im Internet
über http://dnb.ddb.de abrufbar

Programmplanung: Dr. Dierk Suhr
Lektorat: Beatrice Wagner
Co-Lektorat: Caroline Anders
Fotos: siehe Anhang
Titelbild: Getty-Images

Umschlaggestaltung: CYCLUS - Visuelle Kommunikation, Stuttgart
Satz und Umsetzung: dr gerhardt media gmbh
Druck und Verarbeitung: Westermann Druck Zwickau GmbH

ISBN 3-8304-2095-1

Vorwort

Was ist Brottrunk?

Im Brottrunk - einer alkohollosen Gärung von eingeweichtem Brot - wirken neben den Inhaltsstoffen des Getreides auch Enzyme und Milchsäurebakterien positiv auf Haut, Blut und Darm.

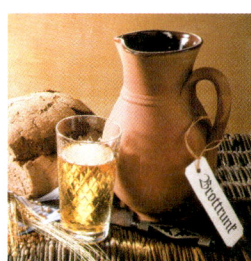

Vielfältige Wirkungen von Brottrunk

Auch für das Immunsystem ist der Darm wichtig. Milchsäurebakterien begünstigen eine ausgewogene Darmflora und stärken somit die Abwehr.

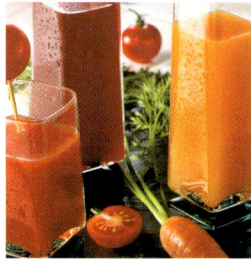

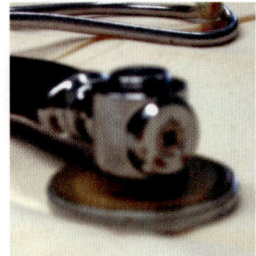

Brottrunk als therapeutische Hilfe

In mehreren kleineren Studien hat sich gezeigt, dass Brottrunk besonders bei chronischen Krankheiten eine wertvolle Zusatzmaßnahme ist.

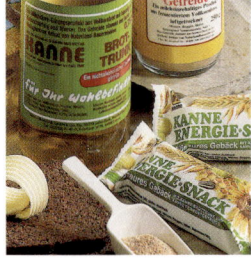

Die verschiedenen Anwendungsformen bei Krankheiten und Beschwerden

Brottrunk wird nicht nur getrunken, sondern auch eingerieben oder als Einlauf, Bad oder Wickel verwendet.

Erfahrungsberichte

Wie die Wunder von Lourdes klingen teilweise die Berichte über die Heilwirkungen von Brottrunk. Hier muss noch geforscht werden.

Servicebereich

Liebe Leserinnen und Leser,

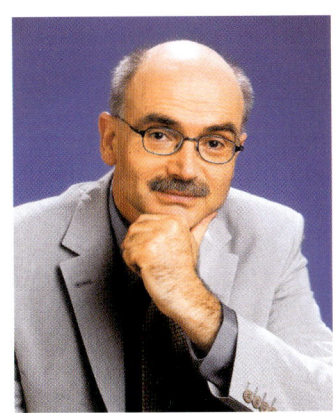

wie Sie vielleicht wissen, bin ich ein begeisterter Jogger, und "mein" Getränk beim Joggen ist der Brottrunk. An den etwas säuerlichen Geschmack habe ich mich schnell gewöhnt, zumal ich meinem Körper damit wirklich etwas Gutes tue.

Was ist eigentlich Brottrunk? Grundlage ist ein aus Roggen, Weizen und Hafer hergestellter Sauerteig, der zerkleinert und in Gärkesseln angesetzt wird. Über ein spezielles Verfahren bringen die natürlich vorkommenden Milchsäurebakterien (Laktobazillen) eine Gärung in Gang. Das Getränk wird dabei nicht alkoholisch.

Gesund ist Brottrunk durch die in großen Mengen enthaltenen Vitamine, Mineralstoffe, Spurenelemente, Enzyme und Milchsäurebakterien, die eine äußerst positive Wirkung auf Haut, Blut und Darm haben. So löscht Brottrunk nicht nur - kalorienarm - den Durst, sondern füllt auch noch den Mineralstoffspeicher wieder auf, "putzt" den Darm und reguliert die Säure-Basen-Balance. Unter Naturheilkundlern war Brottrunk schon lange ein Geheimtipp. Jetzt haben sich auch Wissenschaftler und approbierte Ärzte dieses sauer schmeckenden Tranks angenommen. Auch wenn wir noch nicht sagen können, dass Brottrunk restlos erforscht ist, so gibt es doch schon viele wissenschaftliche Anhaltspunkte für eine sinnvolle Anwendung in der Medizin. Wir haben in diesem Buch versucht, soweit vorhanden, immer auch die Forschungslage zu erwähnen.

Neugierig geworden?
Dann "Prost" und viel Spaß beim Lesen wünscht Ihnen

Ihr Dr. Günter Gerhardt

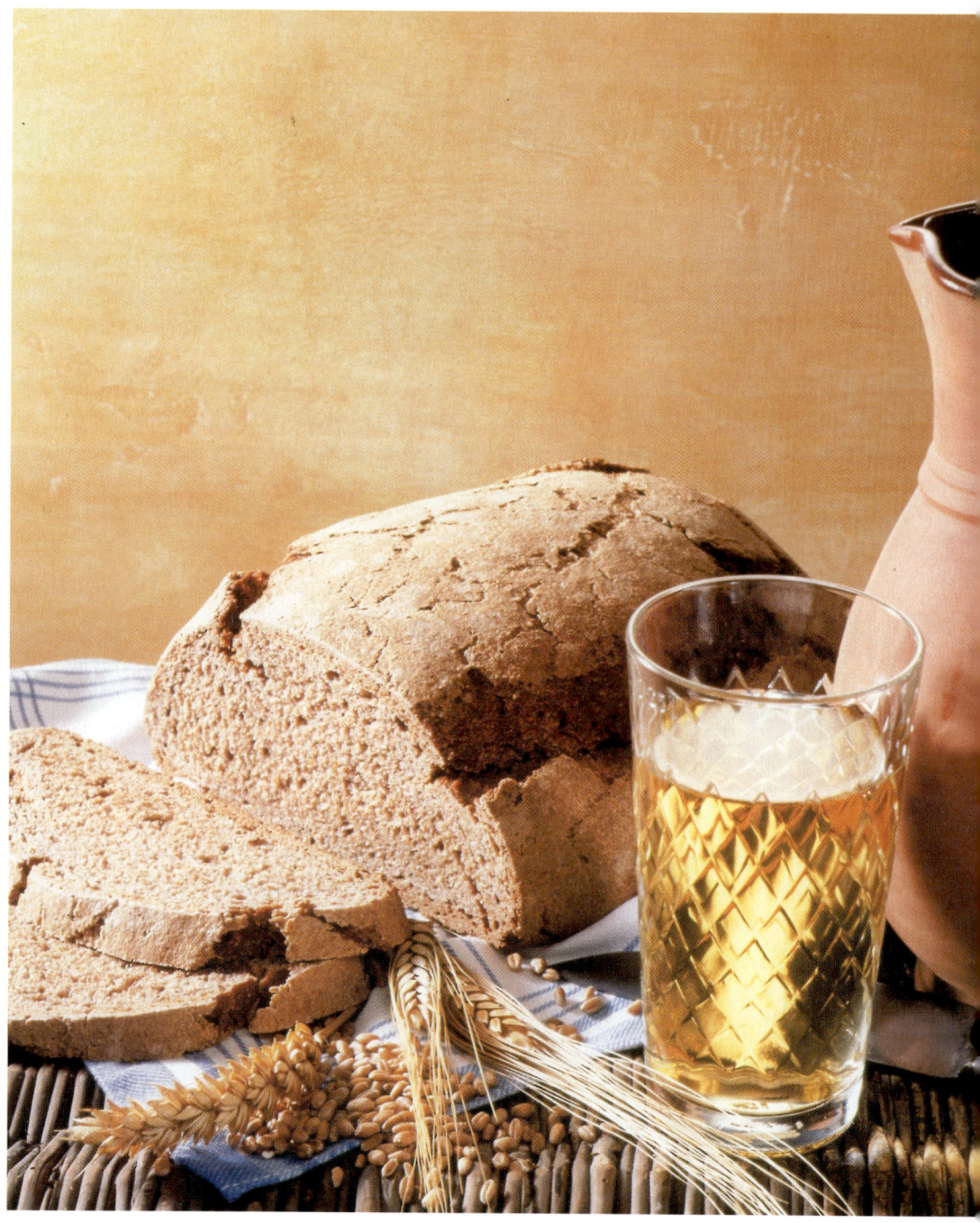

Was ist Brottrunk?

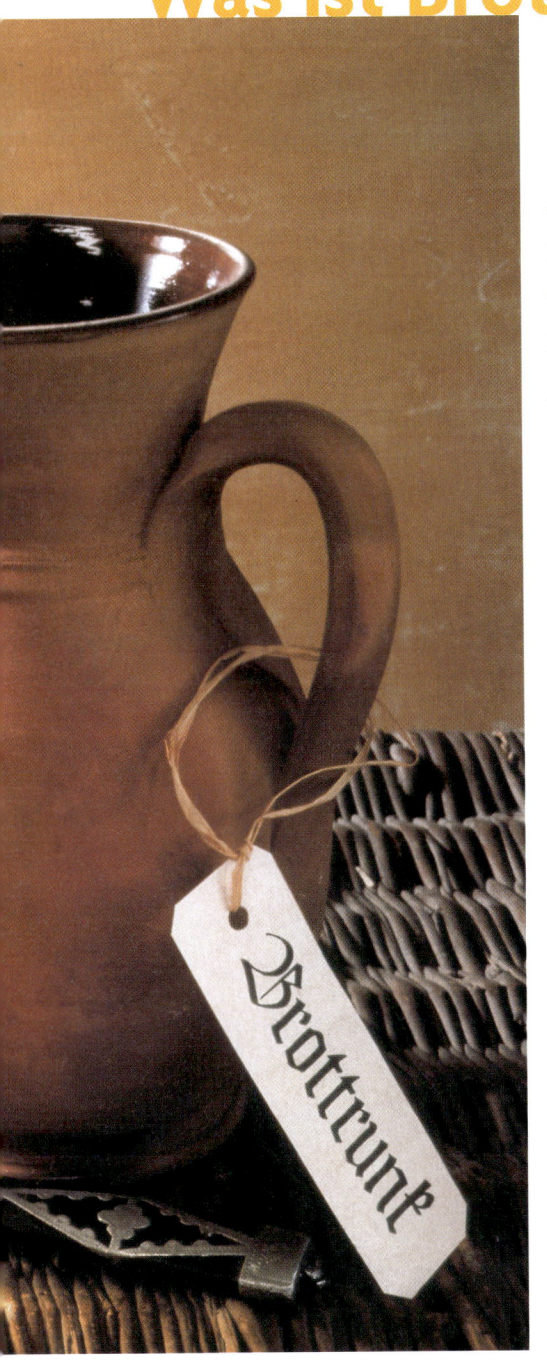

"Das Brot hält den Menschen warm, nicht der Pelz". Diese Redensart stammt aus Russland, einem Land, in dem doch gerade der Pelz eine sehr große Rolle spielt. Russland ist schließlich bekannt für seine niedrigen Temperaturen, die weit unter dem Nullpunkt liegen können. Wie kommt ausgerechnet dieses Volk darauf, ein Stückchen Brot der molligen Wärme eines Pelzes vorzuziehen?

Bis zum Zweiten Weltkrieg war es in Russland üblich, Brot in Stücke zu schneiden und dieses mit Salz, Gewürzen, Wasser und Sauermilch in Tonkrügen einzusäuern. Das daraus gefilterte Getränk nannte man Kwass. Es schmeckte nicht besonders gut und enthielt obendrein viel Alkohol. Doch das Entscheidende war: Wer Kwass getrunken hatte, wurde seltener krank. Inspiriert von den Erzählungen deutscher Kriegsgefangener, die in Russland den Kwass tranken, kam Bäckermeister Wilhelm Kanne auf die Idee, ein ähnliches, jedoch alkoholfreies Brotgetränk herzustellen. Dabei stand ihm die Aussage des Hippokrates vor Augen: "Eure Lebensmittel sollen eure Heilmittel und eure Heilmittel sollen eure Lebensmittel sein." 1981 war es dann soweit und man konnte den ersten deutschen Brottrunk probieren. Seitdem gibt es immer mehr Meldungen über die gesundheitsfördernden Wirkungen des sauer schmeckenden Getränks. Auch die Wissen-

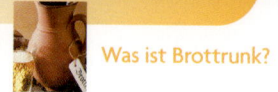

schaft hat sich mit dem Phänomen Brottrunk beschäftigt und ist dabei zu erstaunlichen Ergebnissen gekommen: Brottrunk soll das Immunsystem und die Abwehrkräfte stärken. Ebenso lassen sich mit Brottrunk gute Behandlungserfolge erzielen bei Neurodermitis, Schuppenflechte (Psoriasis), auch bei Verdauungsbeschwerden, hohen Cholesterinwerten und vielen weiteren Symptomen.

Brot als Heilmittel

Seit über 6000 Jahren spielt Brot in der Ernährung des Menschen eine große Rolle. Bereits die Völker der Antike wussten, dass ein Leben ohne Brot kraftlos und krankheitsanfällig macht. Getreide hat einen hohen Eiweißgehalt, es enthält wichtige Vitamine wie Vitamin B_1 und Vitamin B_2, ebenso Mineralstoffe und Spurenelemente wie Eisen und Magnesium. Im Getreidekeim und in der Schale sind wertvolle Fette

Abb. 1

Brot als Heilmittel

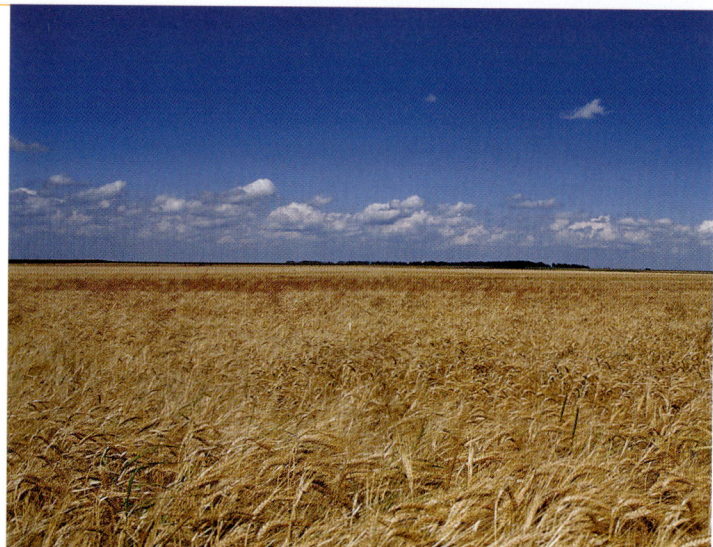

enthalten, besonders die lebensnotwendige ungesättigte Linolsäure. Dies alles sind Stoffe, die für den Körper notwendig sind, um leistungsstark und gesund zu bleiben. Aus diesem Grund schätzten alle Kulturen das Getreide und gingen sehr sorgsam damit um.

Im 17. Jahrhundert entdeckte der Arzt und Chemiker Friedrich Hoffmann den Pumpernickel als Naturheilmittel und entwickelte daraus die "Hoffmanns Tropfen". Er fand heraus, dass Kranke, die aus Schwäche wenig oder keine Nahrung zu sich nehmen konnten, eine Suppe oder einen Sud aus Pumpernickel gut vertrugen. Als erster Mediziner versuchte er eine Erklärung der Wirkung dieser Spezialität aus Westfalen. Er beschrieb, wie Pumpernickel die Abwehrkräfte des Körpers stärke und vor Fieberkrankheiten bewahre. Auch andere Ärzte schätzten die heilsame Wirkung des Pumpernickels, das auch "das schwarze Brot aus Westfalen" genannt wurde, hoch ein. Sie nannten es das "erste medizinische Nahrungsmittel" und lobten, wie auch Hoffmann, seine leichtverdaulichen, verdauungsregulierenden und zugleich stark nährenden Eigenschaften. Pumpernickel galt als das gesündeste unter den bekannten Brotsorten. Aus diesem Brot bereitete man in Westfalen auch einen Trunk, der als sehr heilsam galt. Man nannte es "Brautwater". Einige Scheiben Pumpernickel wurden mit kochendem Wasser übergossen und über Nacht stehen gelassen. Am nächsten Tag nahm man diese Art "Brotkaffee" als Durstlöscher mit aufs Feld.

Pumpernickel

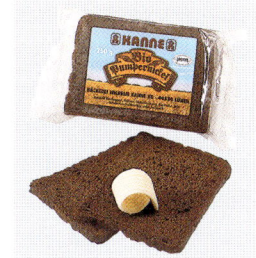

Der Teig wird aus Roggenbackschrot, Wasser und Salz hergestellt und bei mäßiger Hitze 16 bis 24 Stunden in Dampfkammern gebacken. Dabei entsteht der malz- und karamellartige Geschmack und die dunkle Farbe

Die Herstellung von Brottrunk

Die Grundlage von Brottrunk ist ein Brot, das nach einem speziellen Verfahren gebacken wird. Dabei wird aus biologisch angebautem Roggen, Weizen und Hafer ein Sauerteig hergestellt. Anschließend wird die Masse zerkleinert und in Gärkesseln angesetzt. Unter Sauerstoffausschluss bringen die natürlich vorkommenden Milchsäurebakterien (Laktobazillen) eine Gärung in Gang, die über mehrere Wochen andauert. In diesem Zeitraum wird der Teig zunehmend saurer und flüssiger. Nach Abschluss des Gärvorgangs wird der Brottrunk abgefiltert und abgefüllt. Er enthält neben Vitaminen, Mineralstoffen, Spurenelementen auch Enzyme und die durch den Gärprozess entstandenen Milchsäurebakterien, die eine äußerst positive Wirkung auf Haut, Blut und Darm haben.

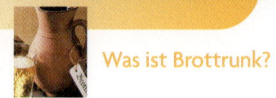
Aus der abgefilterten Gärsubstanz wird ein Fermentgetreide hergestellt, das ähnlich gute Eigenschaften wie Brottrunk hat. Es besteht aus vergorenem Weizen, Roggen und Hafer und enthält, wie der Brottrunk, die äußerst gesunde Brotmilchsäure. Fermentgetreide eignet sich besonders gut als Speisezusatz für Suppen und Saucen.

● Konservieren durch Vergären

Es gibt zwei Arten der Vergärung: Bei der Weinherstellung zum Beispiel wird durch die Wirkung von Hefen, die wiederum Enzyme freisetzen, die alkoholische Gärung in Gang gesetzt. Unter Ausschluss von Sauerstoff wird dabei Zucker in Alkohol umgewandelt.

Abb. 2

Konservieren durch Vergären

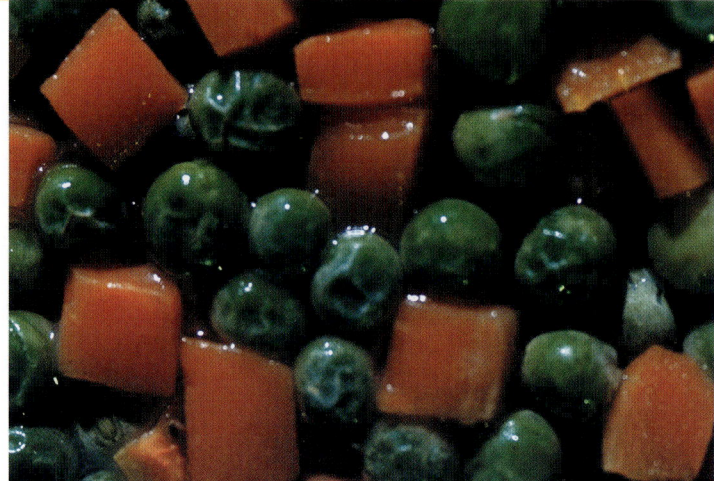

Die Milchsäuregärung kommt durch die Milchsäurebakterien in Gang, die in verschiedenen Lebensmitteln, wie auch im Brot, natürlich vorhanden sind. Beim Gärvorgang wird aus den Kohlehydraten zunächst Zucker, dann Brenztraubensäure und schließlich Milchsäure gebildet. Weil sie nicht erhitzt werden, behalten milchsaure Produkte ihre gesamten Vitamine und Vitalstoffe.
Die Milchsäuregärung ist eine der ältesten Konservierungsmethoden der Welt. Man macht sie sich bei der Herstellung und Konservierung von verschiedenen Lebensmitteln zunutze. Am bekanntesten ist das Vergären von Weißkohl zu Sauerkraut, aber auch andere Gemüsesorten eignen sich gut. Rote Beete, Blumenkohl, Wirsing oder Soja-

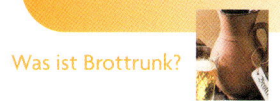

bohnen können ebenfalls gut vergoren werden, wohingegen stark wasserhaltiges Gemüse schlechte Gäreigenschaften hat.

Durch die Ansäuerung von Lebensmitteln werden Schadbakterien in ihrem Wachstum gehindert. Dieses Wissen ist schon sehr alt. Die älteste Überlieferung über die Vergärung von Kohl stammt von den alten Römern. So soll Kaiser Tiberius, der das Römische Reich zwischen 14 und 37 n. Christus regiert hat, auf seinen langen Reisen immer Fässer voller Sauerkraut dabei gehabt haben, um sich vor Darminfekten zu schützen. Auch der Segler James Cook nahm im 18. Jahrhundert neben gepökeltem Fleisch immer vergorenen Weißkohl mit auf seine Entdeckungsreisen. Bei seiner Rückkehr hatte er keines seiner Besatzungsmitglieder durch Skorbut verloren, eine Vitamin-C-Mangelkrankheit, bei der innere Blutungen entstehen können. Das Sauerkraut diente als Vitaminspender und glich gleichzeitig die einseitige Ernährung mit gepökeltem Fleisch aus.

Auch auf dem asiatischen Kontinent war die Technik des Vergärens bekannt. Ein Beispiel ist die japanische Miso-Suppe, ein Gärprodukt aus Sojabohnen und fermentiertem Reis. Vor der Erfindung des Kühlschranks war das Vergären ein beliebtes Mittel, um Vorräte über den Winter zu konservieren.

Skorbut

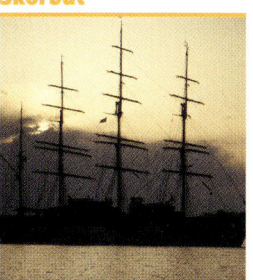

Nach mehrmonatigem Vitamin-C-Mangel wird Bindegewebe brüchig, das die Körperstrukturen zusammenhält. Anzeichen: Müdigkeit, Konzentrationsschwäche, Gliederschmerzen, Infektionsanfälligkeit, Blutungen an Zahnfleisch und Herzbeutel.

Die wertvollen Inhaltsstoffe des Brottrunks

Damit der Körper alle Lebensfunktionen aufrecht erhalten kann, müssen wir ihm bestimmte Stoffe zuführen, die er nicht selbst bilden kann. Zu diesen essentiellen Stoffen - umgangssprachlich auch als Vitalstoffe bezeichnet - gehören: Vitamine, Spurenelemente, Mineralstoffe, ungesättigte Fettsäuren, essentielle Aminosäuren, Eiweiß (Proteine) und Ballaststoffe.

Ebenfalls zu den Vitalstoffen gehören Enzyme, die Brotmilchsäure und die Milchsäurebakterien. Brottrunk hat alle diese Inhaltsstoffe und kann so bei täglichem Genuss einer Mangelernährung vorbeugen. Ein idealer Begleiter ist er dadurch auch für eine Diät oder eine Fastenkur, enthält er doch nur 5 kcal pro Liter.

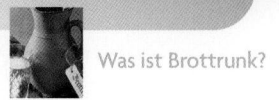
Wer möchte nicht gerne wissen, was in den Lebensmitteln steckt, die er jeden Tag zu sich nimmt? Die wenigsten Hersteller listen die Inhaltsstoffe ihrer Produkte genau auf, teils weil sie selbst keine genauen Analysen ihrer Produkte haben, teils weil sie nicht wollen, dass man ihnen in die Karten schaut. Beim Brottrunk sieht das anders aus. Die folgenden Untersuchungsergebnisse für Brottrunk stammen aus dem Lebensmittellabor Dr. Weßling und dem Institut Fresenius.

Brottrunk
Inhaltsstoffe (pro 100g)

1.	Fett, gesamt	0,01g
2.	Eiweiß, gesamt	0,2g
3.	Kohlehydrate	0,4g
4.	Ballaststoffe	0,13g
5.	Wasser	99g
6.	Brotmilchsäure gesamt	1,1g

Mineralstoffe

1.	Chlorid	70mg
2.	Natrium	59mg
3.	Kalium	24,5mg
4.	Calcium	12mg
5.	Magnesium	9,3mg
6.	Phosphor	19,7mg
7.	Eisen	0,37mg
8.	Zink	0,21mg
9.	Mangan	80µg
10.	Kupfer	2,8µg
11.	Selen	< 4µg

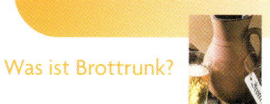

Vitamine

1.	Vitamin A	< 0,5μg
2.	Vitamin B_1	0,01mg
3.	Vitamin B_2	< 0,004mg
4.	Vitamin B_6	< 0,037mg
5.	Vitamin B_{12}	< 0,037mg
6.	Vitamin C	< 0,01mg
7.	Vitamin D	< 1μg
8.	Vitamin E	< 0,01mg
9.	Biotin	0,0059mg
10.	Niacin	0,09mg
11.	Folsäure	< 5μg
12.	Pantothensäure	< 0,05μg
13.	Vitamin K_1	35ng

Aminosäuren

1.	L-Alanin	330 mg/l
2.	L-Arginin	330 mg/l
3.	L-Asparaginsäure	400 mg/l
4.	Glycin	420 mg/l
5.	L-Glutaminsäure	140 mg/l
6.	L-Isoleucin	< 200 mg/l
7.	L-Leucin	300 mg/l
8.	L-Methionin	< 200 mg/l
9.	L-Serin	390 mg/l
10.	L-Threonin	300 mg/l
11.	L-Tyrosin	200 mg/l
12.	L-Valin	200 mg/l
13.	L-Lysin	360 mg/l

INFO

Die jeweils empfohlene und täglich aufzunehmende Menge der Inhaltsstoffe und deren Vorkommen finden Sie im Serviceteil.

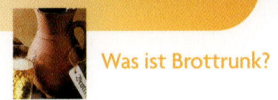

● Vitamine, Mineralstoffe und Aminosäuren

Vitamine, Spurenelemente und Mineralstoffe sind lebensnotwendige Nahrungsbestandteile, die zwar keine Energie liefern, aber für den Stoffwechsel im Körper und für ein gesundes Wachstum unentbehrlich sind.

Vitamine sind organische Verbindungen, die der Körper in kleinen Mengen für den Stoffwechsel, zur Aufrechterhaltung der Gesundheit und zum normalen Wachstum benötigt.
Vitamine unterscheiden sich in ihren Wirkungen. Allgemein kann man sagen, dass sie als Katalysatoren dienen, die mit Proteinen Verbindungen eingehen, um Enzyme aufzubauen, die wiederum wichtige chemische Reaktionen im Körper fördern. Ohne Vitamine würden viele dieser Reaktionen verlangsamt oder gar nicht mehr ablaufen.

Die Vitamine unterteilt man nach ihren Lösungseigenschaften in fettlösliche und wasserlösliche Vitamine. Zu den fettlöslichen gehören die Vitamine A, D, E und K. Sie werden generell mit fetthaltigen Lebensmitteln aufgenommen und in den Fettdepots des Körpers gespeichert. Die wasserlöslichen Vitamine - acht B-Vitamine (B_1, B_2, B_6, Niacin, Pantothensäure, Folsäure, Biotin, Vitamin B_{12}) und Vitamin C - können nicht gespeichert werden, sondern müssen regelmäßig, möglichst jeden Tag, ergänzt werden. Der Körper kann nur Vitamin D selbst herstellen. Alle anderen Vitamine müssen über die Nahrung zugeführt werden.

Mineralstoffe werden für den Aufbau von Körpergewebe benötigt. Ebenso sind sie an enzymatischen Aktivitäten beteiligt, bei Muskelkontraktionen, Nervenreaktionen oder bei der Blutgerinnung. Alle Mineralstoffe müssen durch die Nahrung zugeführt werden. Man unterteilt sie in zwei Gruppen:
Mengenelemente sind Calcium, Phosphor, Magnesium, Eisen, Jod und Kalium.
Spurenelemente sind Kupfer, Cobalt, Mangan, Fluorid und Zink. Spurenelemente kommen im Körper in winzigen Mengen vor und sind für die Gesundheit unerlässlich.

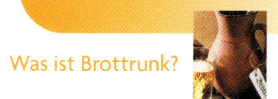

Aminosäuren sind die Grundbausteine von Proteinen. Diese sind für die biologische Struktur und Funktion des Menschen von großer Bedeutung. Insgesamt gibt es 20 Aminosäuren im menschlichen Körper, von diesen sind acht essentiell. Das heißt, sie können vom Körper nicht selbst hergestellt werden, sondern müssen über die Nahrung aufgenommen werden. Zu den essentiellen Aminosäuren zählen: Valin, Phenylalanin, Leucin, Isoleucin, Threonin, Tryptophan, Methionin und Lysin.

• Enzyme

Enzyme (früher Fermente genannt), spielen eine wichtige regulatorische Rolle im gesamten Stoffwechsel. Chemisch gesehen sind Enzyme große Eiweißkörper, die wie kleine Heinzelmännchen biochemische Reaktionen je nach Bedarf in unserem Körper aktivieren, beschleunigen oder hemmen, ohne dabei selbst verändert zu werden. Sie werden daher als Biokatalysatoren bezeichnet. Ohne die Tätigkeit von Enzymen kämen die biochemischen Vorgänge im Körper zum Erliegen, wir würden sozusagen bei vollem Magen verhungern.

Von den unzähligen Enzymen erfüllt jedes seine spezielle Aufgabe. Manche Enzyme, beispielsweise Pepsin und Trypsin helfen bei der Verdauung von Fleisch und beschleunigen dabei sehr viele Reaktionen. Andere, so die Urease, sind sehr "wählerisch" und unterstützen nur eine chemische Reaktion im Körper, nämlich die Spaltung von Harnstoff. Wieder andere setzen Energie frei, die das Herz schlagen lässt und auch anderen Muskeln die Kontraktion ermöglicht. Viele Enzyme setzen Zucker und weitere Nährstoffe zu den Verbindungen um, die der Organismus braucht, um Gewebe aufzubauen, verbrauchte Blutzellen zu ersetzen und andere Tätigkeiten auszuführen.

Damit Enzyme ihre Arbeit erledigen können, brauchen sie Mineralien und Spurenelemente. Zink zum Beispiel ist besonders in den Enzymen enthalten, die für den optimalen Ablauf des Immunsystems sorgen. Erhält der Körper zu wenig Zink, wird automatisch die Aktivität dieser bestimmten Enzyme herabgesetzt, so dass der Körper weniger Abwehrkräfte hat und schneller anfällig ist für Infekte.

Enyzme

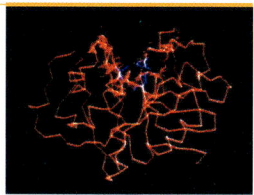

Enzyme

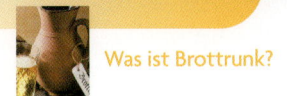

Ein gesunder Mensch kann in der Regel selbst genügend Enzyme herstellen. Allerdings nimmt bei Krankheiten, Depressionen oder Stress häufig der Bedarf an Enzymen zu. Zusätzlich wird ab einem Alter von etwa 25 Jahren die Eigenproduktion bestimmter Enzyme eingestellt. Um den so vergrößerten Bedarf zu decken, helfen bestimmte Nahrungsmittel wie Gemüse (besonders eingesäuertes), bestimmtes Obst oder Brot, in denen Enzyme reichlich vorhanden sind. Entscheidend ist auch, durch eine ausgewogene Ernährung ausreichende Mengen an Vitaminen, Spurenelementen und Mineralien zuzuführen, um die Eigenproduktion an Enzymen zu ermöglichen.

Brottrunk ist selbst reich an Enzymen und hilft zudem dem Körper bei der Produktion von weiteren Enzymen, da er eine ausgewogene Menge an Spurenelementen und Mineralien besitzt, welche die Enzymaktivität in Gang halten. Außerdem enthält Brottrunk Milchsäurebakterien, die wiederum in der Lage sind, wichtige Enzyme zu produzieren, die im Ausgangsprodukt, dem Brot, noch nicht vorhanden waren.

Brotmilchsäure

Die Milchsäure ist eine organische Säure, die 1780 von dem Chemiker Karl Wilhelm Scheele in saurer Milch entdeckt wurde. Grundsätzlich ist Milchsäure in allen milchsauren Produkten enthalten. Auch der säuerliche Geschmack von Buttermilch, Kefir oder Joghurt kommt durch die Milchsäure zustande.
Wird Glukose unter Sauerstoffmangel abgebaut, so entsteht Milchsäure. Der "Muskelkater" ist ein bekanntes Beispiel für Milchsäureablagerungen im Muskelgewebe, wenn bei körperlicher Anstrengung das Sauerstoffangebot nicht ausreicht. Milchsäure entsteht aber auch als Stoffwechselprodukt von Mikroorganismen im Darm, den Milchsäurebakterien. Ebenso kann sie unbeschadet von außen durch milchsaure Produkte zugeführt werden, da sie gut verträglich ist und die Darmschleimhäute nicht reizt.

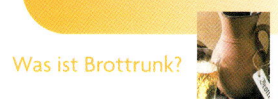

Brotmilchsäure unterstützt den Körper bei der Abwehr schädlicher Keime, die meist mit der Nahrung in den Darm gelangen. Im Magen-Darm-Trakt übernimmt die Brotmilchsäure eine grundlegende Regulierungsfunktion und sie ist ein natürlicher Gegner von Fäulnis-keimen und Darmpilzen. Milchsäure gibt es in zwei Formen: als rechtsdrehende und als linksdrehende. Brottrunk enthält beide Formen zu gleichen Anteilen. Die rechtsdrehende Milchsäure, welche

Abb. 3

Brotmilchsäure

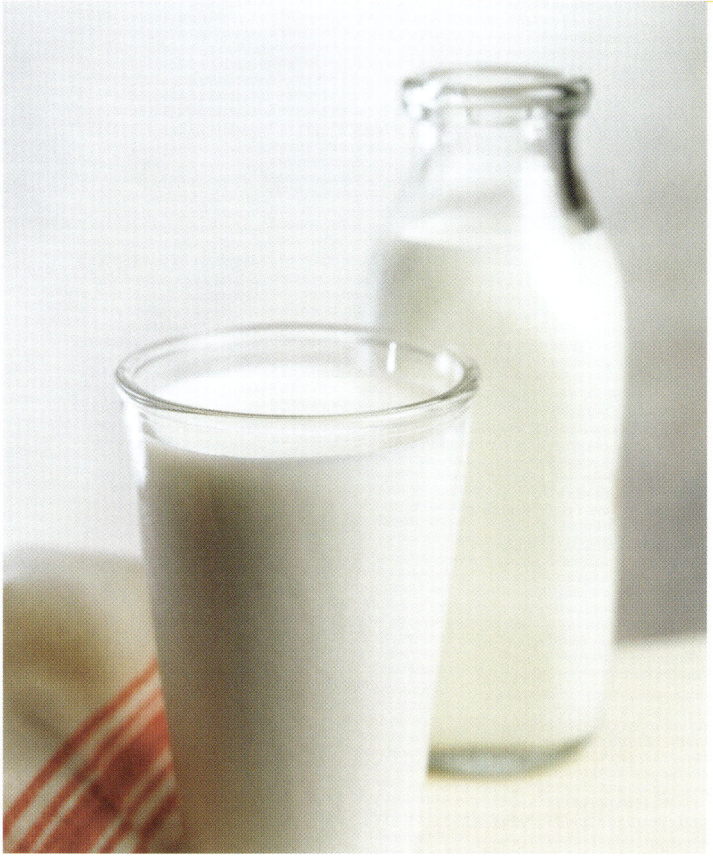

die Ebene des polarisierten Lichtes nach rechts dreht, kommt auch im menschlichen Körper vor und kann darum gut vom Körper auf-genommen werden. Sie kann in der Leber zu Energie umgewandelt werden und übernimmt eine Schutzfunktion auf der Darmschleim-haut. Die linksdrehende Milchsäure, die polarisiertes Licht nach links

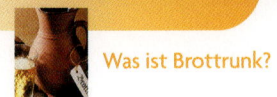
dreht, wird vom menschlichen Körper dagegen schwerer aufgenommen. Bis vor kurzem glaubte man, dass linksdrehende Milchsäure schädlich sei, da sie sich im Körper ablagern und eine Übersäuerung des Darms die Folge sein könnte. Heute weiß man jedoch, dass dies nicht der Fall ist. Linksdrehende Milchsäure wird als eine Art flüssiger Ballaststoff angesehen, der über das Blut durch den Körper transportiert wird und Ablagerungen und Verkalkungen auflösen kann. Milchsäure wird im Gewebe abgelagert und trägt allgemein zur Entgiftung bei.

Brottrunk enthält durchschnittlich 1,1g Brotmilchsäure pro 100g und über fünf Millionen lebende Milchsäurebakterien pro 100ml. Durch diesen hohen Gehalt an Milchsäure wird Brottrunk zu einem idealen Getränk, um ein gesundes Darmmilieu zu schaffen und zu bewahren.

Zusammenfassung

Schnell informiert

Was ist Brottrunk?

Aus Russland kommt die Tradition, Brot mit Gewürzen und Wasser zu vergären. Dieser so genannte Kwass war stark alkoholhaltig, galt aber als sehr gesund. Angeregt von deutschen Kriegsheimkehrern, die von diesem Getränk berichteten, machte sich Wilhelm Kanne daran, ein ähnliches, jedoch alkoholfreies Gärgetränk herzustellen.

1981 konnte man dann den ersten deutschen Brottrunk probieren. Seitdem ist das säuerlich schmeckende Getränk in der Volksmedizin sehr beliebt. Brottrunk soll das Immunsystem und die Abwehrkräfte stärken, heißt es. Mit ihm seien gute Behandlungserfolge zu erzielen bei Neurodermitis, Schuppenflechte (Psoriasis), ebenso bei Verdauungsbeschwerden oder hohen Cholesterinwerten.

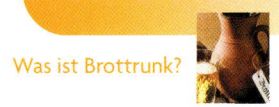

Herstellung

Zur Herstellung von Brottrunk wird Brot verwendet, das nach einem speziellen Verfahren gebacken wird. Es wird zerkleinert und in Gärkesseln über mehrere Wochen vergoren. In diesem Zeitraum wird der Brotbrei immer saurer und flüssiger. Nach Abschluss des Gärvorgangs wird der Brottrunk abgefiltert und in Flaschen abgefüllt.

Inhaltsstoffe

Brottrunk enthält jede Menge wertvolle Inhaltsstoffe, die in einem ausgeglichenen Verhältnis zueinander vorhanden sind. Dazu gehören: Vitamine, Spurenelemente, Mineralstoffe, ungesättigte Fettsäuren, essentielle Aminosäuren, Eiweiße und Ballaststoffe. Weiterhin enthält Brottrunk Enzyme, Brotmilchsäure und Milchsäurebakterien.

Eine besonders wichtige Rolle spielt die Brotmilchsäure im Brottrunk, die mit Hilfe von Milchsäurebakterien entsteht. Sie hilft dem Körper bei der Abwehr schädlicher und krankheitserregender Keime, die meist mit der Nahrung in den Darm gelangen. Im Magen-Darm-Trakt sorgt Brotmilchsäure auf natürliche Weise für ein ausgewogenes Gleichgewicht von schädlichen und nützlichen Bakterien.

Brottrunk enthält durchschnittlich 1,1g Brotmilchsäure pro 100g und ca. fünf Millionen lebende Milchsäurebakterien pro 100ml. Dieser hohe Gehalt an Brotmilchsäure und Milchsäurebakterien macht Brottrunk zu einem idealen Getränk, um ein gesundes Darmmilieu zu schaffen und zu bewahren.

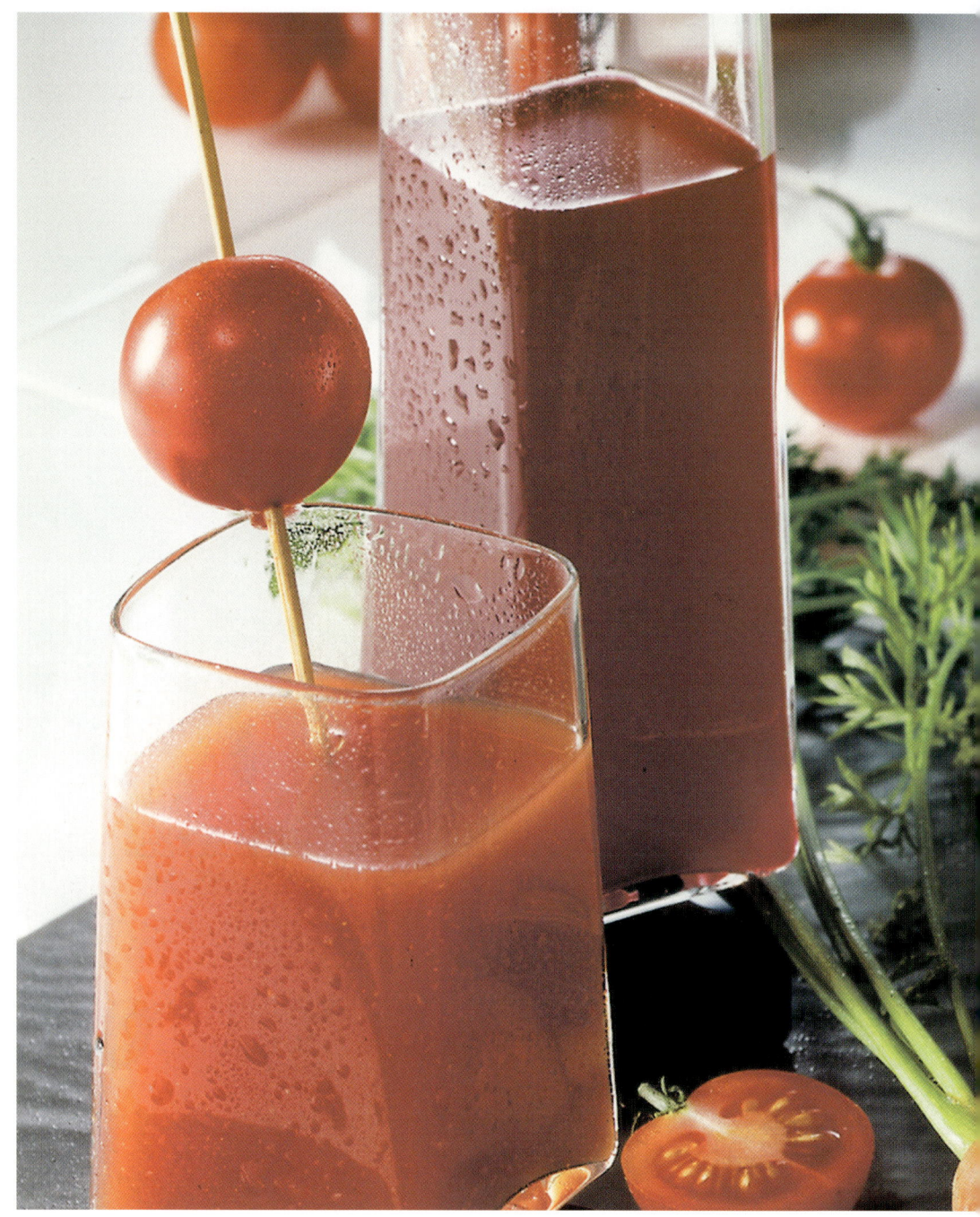

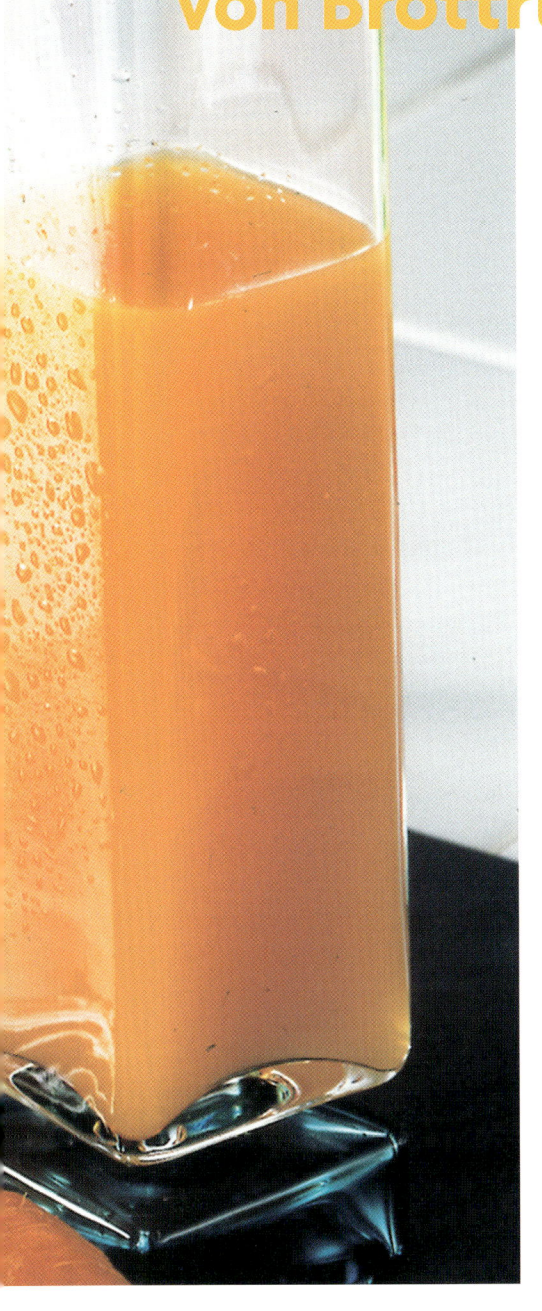

Vielfältige Wirkungen von Brottrunk

Die Inhaltsstoffe des Brottrunks, vor allem Brotmilchsäure, Milchsäurebakterien, Vitamine, Mineralstoffe und Ballaststoffe, wirken in Darm, Blut und auf der Haut. Kurz gesagt: Brottrunk säuert das Darmmilieu an und fördert das Wachstum von nützlichen Bakterien. Im Blut wirkt er entsäuernd und unterstützt den Körper bei der Erhaltung des lebensnotwendigen Säure-Basen-Gleichgewichts. Äußerlich - auf Haut und Schleimhäute aufgebracht - hilft er, den natürlichen Säureschutzmantel zu bilden. Doch zu all den Funktionen jetzt im Einzelnen mehr.

Der Darm

Magen und Darm sind Teile unseres Verdauungssystems. Sie bilden den Bereich, in dem die aufgenommene Nahrung zerlegt und für den Körper nutzbar gemacht wird. Da alles, was wir mit dem Mund aufnehmen, in den Darm gelangt, gehört dieser nicht nur zur "Innenwelt" unseres Körpers, sondern steht auch in enger Verbindung mit der "Außenwelt".

Der menschliche Darm wird im Wesentlichen in zwei Abschnitte unterteilt - in den Dünndarm und den Dickdarm.
Nach Durchgang durch den Magen kommt die Nahrung zunächst in den Dünndarm, in dem der Nahrungsbrei in seine Grundsubstanzen aufgespalten wird. Die einzelnen Bestandteile, wie Kohlenhydrate und Eiweiße, werden vom Blut aufgenommen und in alle Teile des Körpers transportiert.
Dem Dünndarm folgt der Dickdarm. Seine Aufgabe besteht darin, dem Nahrungsbrei Wasser zu entziehen und ihn zu verdicken. Außerdem werden vom Dickdarm Mineralstoffe und Vitamine herausgelöst und zusammen mit dem Wasser in den Blutkreislauf eingeleitet. Der unverwertbare Rest der Nahrung wird ungehindert als Stuhlgang ausgeschieden.

Nicht nur für die Verdauung, auch für unsere Immunabwehr ist der Darm wichtig. Ein sehr großer Teil unserer Immunkörperchen wird entweder in der Darmschleimhaut gebildet oder dort für ihre spätere Aufgabe trainiert. Damit ist der Darm das wichtigste und größte Immunorgan. Nur zum Vergleich: Der Darm hat eine Gesamtfläche von 300 bis 400 Quadratmetern Schleimhaut, die Oberfläche der Haut hingegen nur 1,5 Quadratmeter.

- ### Brotmilchsäurebakterien begünstigen eine ausgewogene Darmflora

In unserem Darm befinden sich mehr Bakterien als der Körper Zellen hat. Diese über 400 verschiedenen Bakterienarten nennt man Darmflora. In einer gesunden Darmflora halten sich gute und schädliche

Bakterien das Gleichgewicht. Sie alle unterstützen die Immun-funktionen des Darmes und sind so mitverantwortlich für eine gute Abwehrkraft. Eine besondere Rolle spielen dabei die Milchsäure-bakterien. Sie sorgen für das richtige Säure-Basen-Gleichgewicht im Darm, produzieren Brotmilchsäure und auch antibakterielle Sub-stanzen, die ebenfalls die Darmflora regulieren.

Darmflora

Eine gesunde Darmflora erfüllt vielfältige Aufgaben:

- Durch den Abbau von Kohlenhydraten bildet sie organische Milchsäure.

- Sie verdaut die Nahrung.

- Sie entgiftet den Darm, zum Beispiel von Umwelt-giften, Medikamenten wie Antibiotika oder von Alkohol.

- Sie dient als wichtige Immunbarriere, da sie Krank-heitserreger abwehrt.

- Sie produziert wichtige Vitamine, zum Beispiel Vitamin K, B_1, B_2, B_6 und B_{12}.

- Sie spaltet das schwerverdauliche Eiweiß und baut es ab, so dass es nicht zu übermäßigen Fäulnis-prozessen kommt.

In der Regel wird im oberen Teil des Verdauungstraktes, im Dünndarm, die Nahrung in kleine Bestandteile zerlegt und teilweise auch schon verdaut. Die bis dahin unverwertbaren Bestandteile gelangen bis in den Dickdarm und werden hier vergoren. Dabei entstehen Gärprodukte, welche den pH-Wert im Darm und den Stoffwechsel regulieren, sowie die Mineralstoffaufnahme verbessern. Die beim Gärprozess gebildeten Säuren können viele säureempfindliche Krankheitserreger abtöten oder potentielle Krankheitserreger zumindest an übermäßigem Wachstum hindern.

In einem gesunden Darmmilieu herrscht ein pH-Wert von 5,0 bis 6,0. In dieser schwach sauren Umgebung wachsen wenig Fäulniskeime. Verändert sich der pH-Wert, gewinnen die schädlichen Bakterien gewissermaßen die Oberhand über die nützlichen Bakterien. Eine Verringerung von Milchsäurebakterien führt beispielsweise immer zu einem Wachstum von Fäulniskeimen und Pilzen, wobei Fäulnis nicht etwas grundsätzlich Negatives ist. Im Dickdarm ist sie sogar unentbehrlich. Fäulnisbakterien dürfen jedoch nicht in den Dünndarm gelangen, da sie dort die Verdauung stören würden. Milchsäure dient dabei als natürliche Barriere. Fäulnisbakterien im Dünndarm führen zu einer unzureichenden Verdauung und die Nahrung wird nicht mehr richtig im Blut aufgenommen. Das kann schließlich zu Schleimhautschäden und inneren Vergiftungen führen, die sich in einer Vielzahl von Krankheiten ausdrücken, wie zum Beispiel Allergien, Kopfschmerzen, Abgeschlagenheit oder Verminderung der Leistungsfähigkeit.

Gründe für eine Verringerung von Milchsäurebakterien gibt es verschiedene. Dazu gehören: einseitige Ernährung, Verdauungsprobleme, Umweltbelastungen, Allergien, Unverträglichkeiten, Stress, Krankheit, zuviel Kaffee oder Alkohol. Besonders eine zu hohe Eiweiß-Zufuhr ist den Milchsäurebakterien nicht zuträglich. Eiweiß ist schwer verdaulich und zersetzt sich während des langen Aufenthalts im Darm durch Fäulnis. Es entsteht eine faulende Masse, die der Körper verarbeiten muss. Blähungen und Durchfall sowie eine Verringerung der Milchsäurebakterien sind eine häufige Folge. Tierische Eiweiße in Fleisch, Geflügel oder Wurst sollten, um die Darmflora gesund zu erhalten, nur in Maßen gegessen werden.

Wichtig für die Erhaltung einer gesunden Darmflora ist es, möglichst kohlehydratreich zu essen. Denn Milchsäurebakterien werden im Darm aus Kohlenhydraten gebildet. Darmflorafreundliche Nahrungsmittel sind zum Beispiel Brot, Nudeln, Gemüse oder Kartoffeln, ebenso probiotische Lebensmittel wie Kefir, Buttermilch oder bestimmte Joghurtarten.

Insbesondere Brottrunk ist wichtig für den Aufbau einer Milchsäurebakterien-Kultur. Denn er enthält ja nicht nur diese wichtigen Bakterien, sondern die enthaltene Brotmilchsäure säuert durch die Freisetzung von Wasserstoffionen das Darmmilieu an und schafft so ein für Milchsäurebakterien attraktives Darmklima. Diese sind dadurch im Wachstumsvorteil gegenüber anderen, krankheitserregenden Keimen. Dies bedeutet: Fäulniskeimen, Darmpilzen oder schädlichen Fremdkeimen ist es nur schwer möglich, sich so stark auszubreiten, dass sie überhand nehmen und so zu Krankheitserregern werden können.

Positiv wirkt sich dies auch auf das Immunsystem im Darm aus, das sehr geschwächt wird, wenn es ständig durch Stoffwechselprodukte mit Fäulniskeimen belastet wird. Es kann seiner Aufgabe nicht mehr nachgehen, den Körper vor Schadstoffen zu schützen. Dadurch wiederum entsteht eine Belastung für den gesamten Organismus, weil die Schadstoffe ungehindert in den Körper eindringen können. Der regelmäßige Genuss von Brottrunk kann dazu beitragen, das Immunsystem dauerhaft zu stärken.

● Brottrunk fördert Darmbewegungen

Auch die Darmbewegung (Peristaltik) spielt eine wichtige Rolle für die Darmgesundheit: Je höher die Bewegung ist, desto rascher werden die Nahrungsreste aus dem Körper hinausbefördert.
Ein bekanntes Hausmittel, um die Darmbewegung anzuregen, ist gekochte Haferschleimsuppe. Sie fördert den gesunden Stuhlgang und erhöht die Häufigkeit und Menge des Stuhls. Auch der brotmilchsäurehaltige Brottrunk ist sehr gut geeignet, die Stuhlentleerung auf natürliche Weise zu unterstützen, vor allem, weil er den Darm nicht, wie viele Abführmittel, belastet. Besonders Verdauungsstörungen wie Blähungen oder Verstopfung kann Brottrunk auf sanfte Weise lindern.

Probiotische Kulturen

Lebende oder abgetötete Bakterien und ihre Bestandteile, die keine krankmachenden Eigenschaften besitzen und die unerwünschte Bakterien aus der Darmflora verdrängen sollen.

Brottrunk unterstützt das Immunsystem

Die Stärke eines Immunsystems wird u. a. daran gemessen, wie schnell sich Antikörper nach einem Kontakt mit einem Eindringling (Antigen) bilden. Die Antikörper haben die Fähigkeit, sich speziell an diesen Krankheitserreger zu binden, worauf neutralisierte "Immunkomplexe" entstehen, die von Fresszellen leicht entsorgt werden können. Die Antikörper, auch Immunglobuline genannt, schützen das Immunsystem vor Krankheitserregern und entarteten Körperzellen. Das Immunglobulin A (IgA) ist ein Antikörper, der auf die Abwehrvorgänge an Schleimhautoberflächen spezialisiert ist. Er kommt in der Darmschleimhaut, in der Tränenflüssigkeit, im Speichel aber auch in der Muttermilch vor. Die schnelle Bildung von Immunglobulinen kann übrigens durch die Ernährung beeinflusst

Immunglobuline

Dies sind Antikörper, die sich nach einem Kontakt mit eingedrungenen Bakterien oder Viren bilden und so das Immunsystem vor Krankheitserregern schützen.

Immunglobuline unterscheiden sich in Aufbau und Funktion voneinander und werden in fünf Klassen eingeteilt. Jede dieser Klassen wird mit einem Buchstaben bezeichnet. Man spricht von Ig (für Immunglobulin)G, IgA, IgM, IgD und IgE.

IgG	Macht mit ca. 75% den größten Anteil der Antikörpermenge aus. Es spielt bei Infektionen eine Rolle und verleiht auch dem Neugeborenen nach der Geburt Infektionsschutz.
IgA	Ist an den Abwehrvorgängen an den Schleimhautoberflächen beteiligt. Außerdem kommt es in der Muttermilch vor, so kann das Neugeborene am "Antikörperschutz" der Mutter teilhaben.
IgM	Tritt bei Erstkontakt mit einem Erreger am schnellsten auf. Man bezeichnet ihn deshalb als Frühantikörper.
IgD	Man vermutet eine Bedeutung in der Aktivierung von Lymphozyten.
IgE	Spielt bei der Abwehr von allergischen Reaktionen eine große Rolle.

werden. Die im Brottrunk enthaltene Brotmilchsäure regt die Produktion von IgA an.

• Antikörper in der Muttermilch

IgA ist auch in der Muttermilch enthalten. Kinder, die lange gestillt werden, können einen guten immunologischen Schutz aufbauen. Eine dreimonatige Fragebogenaktion von Dr. Peter Scholz über die "Auswirkungen von Brotgetreidesäuren im statistischen Vergleich" hat ergeben, dass die Allergieanfälligkeit bei Kindern, deren Mütter in der Schwangerschaft Brottrunk zu sich nahmen, gesunken ist. Frauen ist daher zu empfehlen, während der Schwangerschaft und während der Stillzeit eine Brottrunkkur zu machen. Aber auch für Kleinkinder kann Brottrunk eine sinnvolle Nahrungsergänzung sein: Besonders bei infektanfälligen Kindern wird so das Immunsystem stimuliert und ein stärkerer Abwehrschutz aufgebaut.

Abb. 5

Antikörper in der Muttermilch

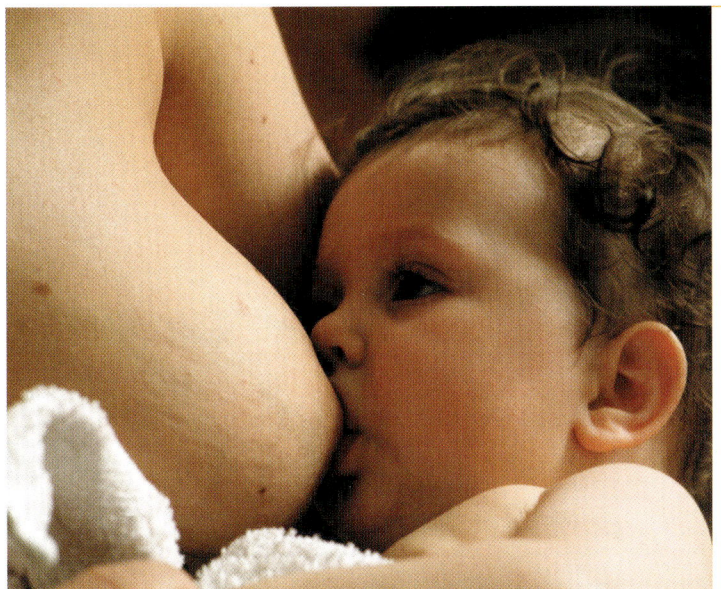

Der Säure - Basen - Haushalt

Es klingt paradox, aber der sauer schmeckende Brottrunk, der in der Lage ist, das Darmklima anzusäuern, bewirkt im Blut genau das Gegenteil. Hier unterstützt er die Regelmechanismen des Körpers, welche die Säuren abbauen oder ausscheiden. Dieses so genannte Entsäuern ist für den Körper wichtig, um langfristigen Folgeschäden durch einen latenten Säureüberschuss zu entgehen. Ein physiologisches Säure-Basen-Gleichgewicht im Körper ist eine der Grundvoraussetzungen für eine gute Gesundheit und die Kraft, im Krankheitsfall rasch wieder zu genesen. Doch was versteht man eigentlich unter einem Säure-Basen-Gleichgewicht?

Abb. 6

Der Säure - Basen - Haushalt

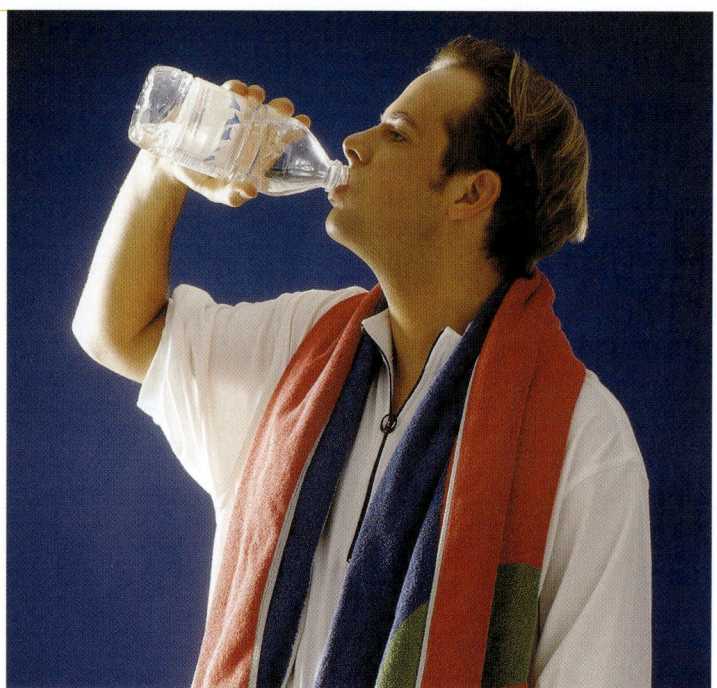

Zuerst einmal ist es wichtig zu wissen, dass die Begriffe Säure und Basen (Alkali) ein Gegensatzpaar bilden, das aus der Chemie kommt. Flüssigkeiten sind entweder sauer, neutral oder basisch. Dies hat nichts mit dem Geschmack zu tun. Chemiker verstehen darunter einfach, wieviele Wasserstoffionen in der Flüssigkeit vorliegen.

Im menschlichen Körper entstehen permanent Säuren bei der Umwandlung von Zucker und Fetten zu Energie. Basen entstehen im Energiekreislauf des Körpers nie. Der Körper braucht aber Basen, um die Säuren zu neutralisieren und auszuscheiden. Basen kann der Körper über die Nahrung zuführen. Deshalb wäre es sinnvoll, wenn unser Speiseplan zu 70 Prozent Basen bildende Nahrungsmittel und zu 30 Prozent Säure bildende Nahrungsmittel enthielte. Bei unseren Vor- und Urvorfahren war dies auch so. Sie ernährten sich mit viel Kartoffeln und Gemüse, was hervorragende Basenbildner sind. Auf unserem modernen Speiseplan stehen aber immer mehr Säure bildende Nahrungsmittel wie Fleisch, Alkohol, Süßigkeiten. Das Verhältnis von Säure- und Basen bildenden Stoffen hat sich nahezu umgekehrt.

Die im Energiekreislauf gebildeten Säuren gibt der Körper erst einmal in das Blut ab. Wenn das Blut nur minimal zu sauer wird, besteht die Gefahr von Organschädigungen. Deshalb will der Körper ein Übersäuern um jeden Preis vermeiden. Bei einer gesunden Lebensweise hat er damit kein Problem, auch wenn er einmal mehr Säure bildende und einmal mehr Basen bildende Nahrungsmittel bekommt. Der gesunde Körper hat verschiedene Regelmechanismen, mit denen er die Säuren abbauen und wieder ausscheiden kann. Dazu gehört das Abatmen von (saurem) Kohlendioxid. Bei tiefen, regelmäßigen Atemzügen sinkt der Kohlendioxidgehalt im Blut, es wird basisch. Bei flachem Hecheln steigt er an, das Blut wird sauer. Er kann auch mit bestimmten Mineralstoffen im Blut (z. B. Bikarbonat) in begrenztem Umfang Säuren neutralisieren und über die Niere ausscheiden.

Bei einer permanent andauernden Übersäuerung gerät das Regelsystem des Körpers jedoch aus der Balance. Überschüssige Säuren lagert der Körper im Bindegewebe und in Knorpelschichten ab. Dadurch wird der Organismus belastet, die lebenswichtigen Entgiftungsorgane des Körpers werden gehemmt. Hält die Übersäuerung immer noch an, beginnt der Körper seine Phosphorreserven in den Knochen und Zähnen anzugreifen, um damit die Säuren im Blut zu neutralisieren. Dies begünstigt auf lange Sicht eine Osteoporose. In der Endphase wird die Übersäuerung "Azidose" genannt. Dies ist ein schweres Krankheitsbild, das sich in Durchblutungsstörungen, Herzbeschwerden und Stoffwechselerkrankungen wie Gicht, Rheuma oder Diabetes zeigen kann.

pH-Wert

Darunter versteht man den Messwert für Säuren und Basen. Der ist abhängig von der Anzahl der Wasserstoffionen (H+) in der Flüssigkeit.

Der pH-Wert ist der Messwert für Säuren und Basen. Beim gesunden Menschen liegt der pH-Wert des Blutes bei ca. 7,3 und ist somit leicht basisch. Das Verhältnis von Säuren und Basen im Körper kann beim Arzt durch eine Laboruntersuchung des Blutes festgestellt werden. Den pH-Wert des Urins kann man selbst messen. Die dafür erforderlichen Teststreifen gibt es in der Apotheke. Diese geben jedoch nur eine grobe Orientierung, da der pH-Wert des Urins starken Schwankungen unterliegt. Die Streifen werden für ein bis zwei Sekunden in den Urinstrahl gehalten. Die entstehende Verfärbung zeigt den pH-Wert an. Der pH-Wert des Morgenurins sollte bei dieser Messung zwischen 5 und 6, der des Tagesurins bei 7 liegen. Liegen die Werte über mehrere Tage deutlich unter diesen Werten, ist eine Übersäuerung möglich.

Wieso sind Flüssigkeiten sauer, basisch oder neutral?

Das ist abhängig von der Anzahl der Wasserstoffionen (H+) in der Flüssigkeit. Sind viele H+ vorhanden, handelt es sich um eine Säure, sind weniger H+ vorhanden, dafür aber mehr Hydroxylionen (OH-), um eine Base. Unter dem pH-Wert versteht man den Messwert für Säuren und Basen. P steht dabei für potentia (Fähigkeit) und H für Hydrogenii (Wasserstoffionen). Bereits geringe Abweichungen vom normalen pH-Wert des Blutes können Stoffwechselstörungen verursachen.

pH-Wert	Säure-Basen-Verhältnis
0 bis 7	Säuren überwiegen
7	Neutrales, ausgeglichenes Verhältnis
7 bis 14	Basen überwiegen

• Ursachen einer Übersäuerung

Die Hauptursache für einen Säureüberschuss ist die falsche Ernährung. Übermäßiger Verzehr von Schweine- oder Rindfleisch, Schokolade oder Zuckerprodukten führt zu starker Säurebildung, ebenso zuviel Kaffee, Nikotin oder Alkohol. Unter Naturheilkundlern gilt auch der übermäßige Genuss von Rohkost als säurebildend, da sich durch Ungekochtes im Darm Fuselalkohole bilden sollen.

Bekommt der Körper überwiegend Säure bildende Mineralien wie Phosphor, Schwefel oder Fluor, die in Fleisch und Eiern vorhanden sind, fehlen ihm bald die Basen bildenden Mineralien wie Natrium, Kalium, Magnesium oder Kalzium, die hauptsächlich in Gemüse und Brot vorkommen. Da der Organismus diese Mineralien aber dringend braucht, um damit die chemischen Puffer im Blut zu bilden, greift der Körper auf die eigenen basischen Depots zurück. Das sind Haare, Fingernägel, aber auch Knochen, Knorpel oder Zähne. Diesen Depots entzieht er die dort gelagerten basischen Mineralsalze.

Eine weitere Ursache ist der Bewegungsmangel. Dieser macht den Stoffwechsel träge. Die Ausscheidung von Säure wird verlangsamt.

Weiterhin kann der falsche Gebrauch oder eine Überdosierung von Arzneimitteln die Nierenfunktion beeinträchtigen, so dass die Säure schlechter ausgeschieden werden kann.

Auch Chemikalien wie Lösungsmittel in bestimmten Farben oder Kunststoffen sowie Autoabgase können dazu beitragen, den Organismus zu übersäuern.

• Entsäuern mit Brottrunk

Die Milchsäurebakterien im Brottrunk haben einen pH-Wert von ungefähr 3, das heißt, Brottrunk ist sehr sauer. Dennoch ist er ein Basenspender, denn: Sauer ist nicht gleich sauer. Anorganische Säuren, zu denen auch die Fruchtsäure und die Brotmilchsäure gehören, sind zwar geschmacklich sehr sauer, werden aber im Körper zu Kohlendioxid und Wasser abgebaut. Das "saure" Kohlendioxid wird abgeatmet, so dass keine Übersäuerung im Organismus entstehen kann. Zudem haben Lebensmittel, die organische Säuren enthalten, meist auch Mineralstoffe, welche Säuren neutralisieren, das heißt Basen bildend wirken. Brottrunk enthält einen relativ hohen Anteil an basenspendenden Mineralien wie Natrium, Kalzium, Magnesium oder Kalium und ist daher ein idealer Basenspender.

Um einer Übersäuerung des Organismus vorzubeugen, ist eine ausgewogene Ernährung, regelmäßiger Sport und der Verzicht auf Nikotin und Alkohol ausschlaggebend. Das tägliche Trinken von Brottrunk, in der Regel ein Glas vor dem Frühstück, unterstützt den Körper auf natürliche Weise, das Säure-Basen-Gleichgewicht in Balance zu halten. Das Gefühl von Schlappheit, das häufig auf einen gestörten Säure-Basen-Haushalt zurückzuführen ist, verschwindet, neue Energie erwacht.

● Was Brottrunk noch bewirkt

Milchsäurebakterien sind an der Bildung von Vitaminen beteiligt. Zahlreiche Vitamine wie Vitamin B_1, B_2, B_6 und B_{12}, Folsäure und Niacin können erst bei Anwesenheit von Milchsäure im Darm hergestellt und für den Körper nutzbar gemacht werden. Durch den hohen Gehalt an Milchsäurebakterien trägt der Brottrunk dazu bei, die Voraussetzungen für die Herstellung bestimmter Vitamine zu schaffen.

Brottrunk kann nicht nur getrunken, sondern auch äußerlich angewandt werden. Sinnvoll ist dies auf der Haut und den Schleimhäuten, die Körperöffnungen wie Mund, Harnröhre oder Scheide auskleiden. Da hier die Milchsäurebakterien aktiv vor Infektionen schützen, kann der Brottrunk helfen, den natürlichen Säureschutzmantel der Haut und der Schleimhäute zu erhalten. Pioniere unter den Brottrunkanwendern benutzen das Getränk sogar als Sonnenschutzmittel, das vor allem Sonnenallergikern zugute kommen soll.

Zusammenfassung

Die Inhaltsstoffe des Brottrunks, vor allem Brotmilchsäure, Milchsäurebakterien, Vitamine, Mineralstoffe und Ballaststoffe, wirken in Darm, Blut und auf der Haut. Im Darm säuert der Brottrunk durch die Brotmilchsäure das Milieu an. Dadurch fördert er das Wachstum von nützlichen Bakterien und hemmt das Wachstum von Fäulnisbakterien und Pilzen. Im Blut hingegen wirkt er entsäuernd und unterstützt den Körper bei der Erhaltung des lebensnotwendigen Säure-Basen-Gleichgewichts. Äußerlich - auf Haut und Schleimhäute aufgebracht - hilft er, den natürlichen Säureschutzmantel zu bilden und zu erhalten.

Wirkung im Darm

Ein gesunder Darm ist wichtig für einen gesunden Körper. Nur in einem intakten Verdauungssystem können die durch die Nahrung aufgenommenen Stoffe ihr Ziel erreichen und ihre Funktion im Körper erfüllen. Doch nicht nur für die Verdauung ist der Darm lebenswichtig. Ein sehr großer Teil unseres Immunsystems ist ebenfalls im Darm angesiedelt, er ist unser wichtigstes und größtes Immunorgan, das Krankheitserreger abgwehrt, damit diese nicht in den Blutkreislauf gelangen.

Viele verschiedene Bakterien im Darm unterstützen die Immunfunktionen des Darms. Eine besondere Rolle spielen dabei die Milchsäurebakterien. Sie produzieren Milchsäure, welche für das richtige Säure-Basen-Gleichgewicht im Darm sorgen und sie bilden antibakterielle Substanzen, die ebenfalls die Darmflora regulieren.

Schnell informiert

Die Wirkungen von Brottrunk im Körper

Gerät das gesunde Gleichgewicht in der Darmflora durcheinander, gewinnen die schädlichen Bakterien die Oberhand über die nützlichen Bakterien. Gründe für diese Verschiebung gibt es viele. Die wichtigsten sind: einseitige Ernährung, Verdauungsprobleme, Umweltbelastungen, Allergien, Unverträglichkeiten, Stress, Krankheit, zuviel Kaffee oder Alkohol.

Brottrunk säuert durch seinen hohen Gehalt an Brotmilchsäure und Milchsäurebakterien das Darmmilieu an und trägt so zu einer gesunden Darmflora bei. Krankheitserreger, die säureempfindlich reagieren, werden dadurch abgetötet oder in ihrem Wachstum gehemmt.
Fäulniskeime und Pilze haben so keine Chance, sich auszubreiten, was sich wiederum positiv auf das Immunsystem auswirkt. Auf diese Weise trägt der regelmäßige Genuss von Brottrunk dazu bei, das Immunsystem dauerhaft zu stärken.

Wirkung im Blut

Milchsäurebakterien sind in der Lage, den Säure-Basen-Haushalt auszugleichen und den Körper zu entgiften. Es klingt vielleicht etwas paradox: Obwohl die Milchsäurebakterien im Brottrunk einen pH-Wert von 3 haben und Brottrunk damit eindeutig im sauren Bereich liegt, wirkt er im Körper als Basenspender. Der Grund: Er enthält einen hohen Anteil an basenspendenden Mineralien wie Natrium, Kalzium, Magnesium oder Kalium. Mit diesen kann der Körper so genannte Puffer (Bikarbonate) bilden, welche die Säuren im Blut neutralisieren und somit den pH-Wert wieder erhöhen (also in Richtung basisch verändern).

Wirkung auf der Haut

Jede Haut oder Schleimhaut, die Körperöffnungen auskleidet, ist dazu in der Lage, sich einen Schutz vor Krankheitserregern

aufzubauen. Dies gelingt ihr mit Hilfe von Milchsäurebakterien, die ja im Brottrunk reichlich enthalten sind. Er-
fahrungen zeigen, dass diese den Hautschutz verstärken. Dazu
muss man entweder die Haut mit Brottrunk abreiben oder die
Schleimhäute in Mund oder Scheide mit Brottrunk ausspülen.
Laut Erfahrungsberichten schützt Brottrunk auch Sonnen-
allergiker, die sensibel auf die UVA-Strahlen im Sonnenlicht
reagieren.

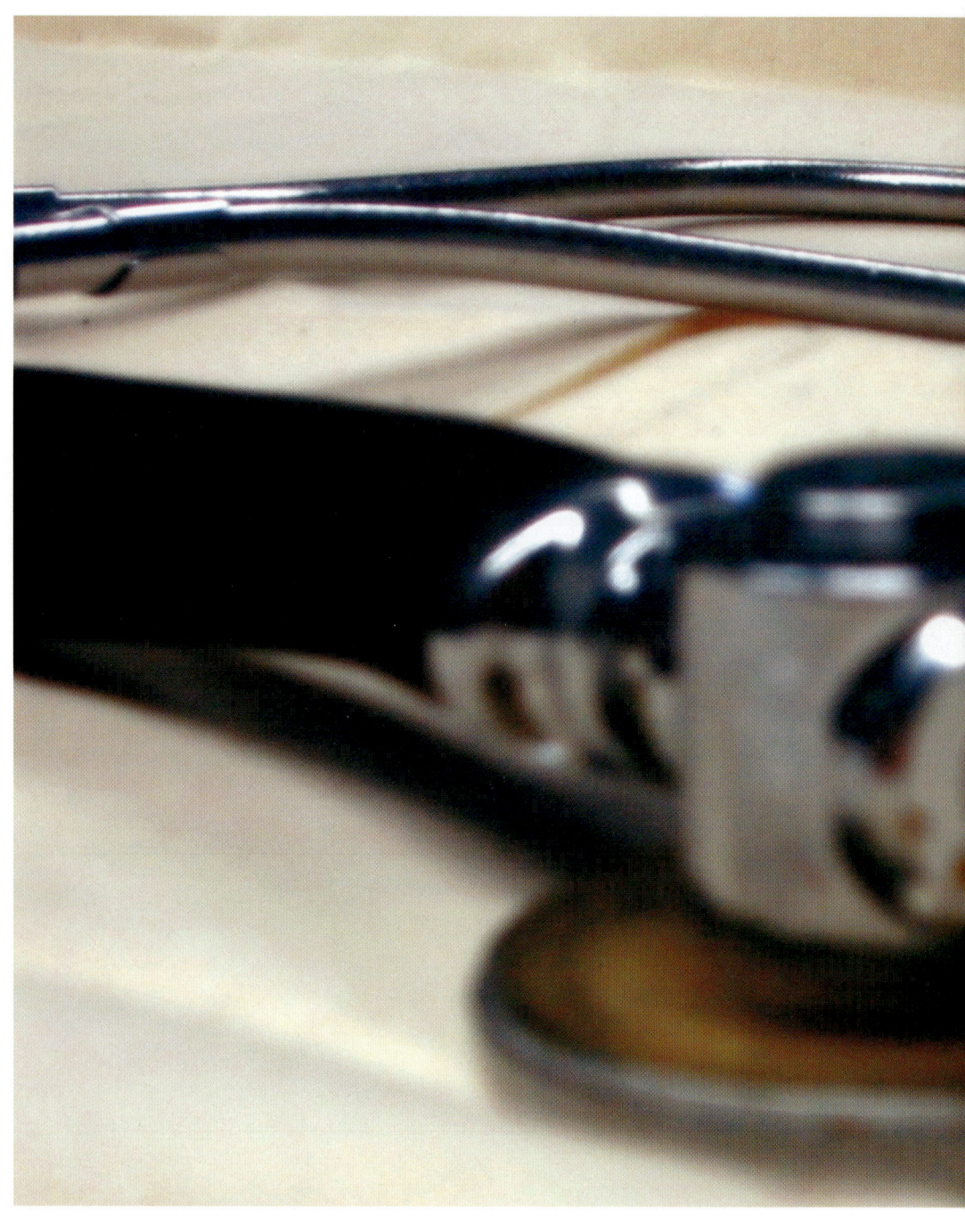

Brottrunk als therapeutische Hilfe

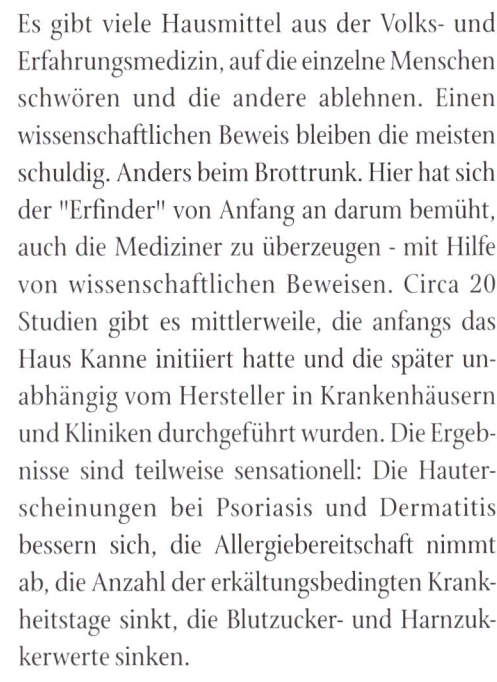

Es gibt viele Hausmittel aus der Volks- und Erfahrungsmedizin, auf die einzelne Menschen schwören und die andere ablehnen. Einen wissenschaftlichen Beweis bleiben die meisten schuldig. Anders beim Brottrunk. Hier hat sich der "Erfinder" von Anfang an darum bemüht, auch die Mediziner zu überzeugen - mit Hilfe von wissenschaftlichen Beweisen. Circa 20 Studien gibt es mittlerweile, die anfangs das Haus Kanne initiiert hatte und die später unabhängig vom Hersteller in Krankenhäusern und Kliniken durchgeführt wurden. Die Ergebnisse sind teilweise sensationell: Die Hauterscheinungen bei Psoriasis und Dermatitis bessern sich, die Allergiebereitschaft nimmt ab, die Anzahl der erkältungsbedingten Krankheitstage sinkt, die Blutzucker- und Harnzuckerwerte sinken.

Dennoch darf Brottrunk nicht als Allheilmittel gegen jede Art von Krankheit gefeiert werden: Gerade im Bereich der chronischen Erkrankungen spielen oft sehr viele verschiedene Faktoren eine Rolle, die erst erkannt werden müssen, um einen Heilerfolg zu erzielen. Zudem wird Ärzten, die ausschließlich auf doppelblinde, randomisierte und prospektive Studien bauen, die Studienlage immer noch zu dürftig sein. So müssen auch die Studien zum Brottrunk durch weitere Studien gesichert und überprüft werden. Doch ein vorsichtig formuliertes bisheriges Ergebnis lautet, dass sich Brottrunk im Bereich chronischer Krankheiten schon häufig bewährt hat.

In Folge werden einige Krankheitsbilder dargestellt, bei denen die regelmäßige Einnahme von Brottrunk eine positive und heilsame Wirkung gezeigt hat, die auch durch Studien belegt wurde.

Brottrunk wirksam gegen Allergien

Allergien sind in unserer Gesellschaft weit verbreitet, man geht allein in Deutschland von etwa 25 Millionen Allergikern aus. Unter einer Allergie versteht man eine überschießende Reaktion des Immunsystems auf bestimmte körperfremde Substanzen der Umwelt. "Überschießend" heißt die Reaktion deshalb, weil das körpereigene Immunsystem auf Fremdstoffe wie zum Beispiel Pollen anspricht, die, anders als Krankheitskeime, eigentlich keine Gefahr für die Gesund-

Abb. 8

Brottrunk wirksam gegen Allergien

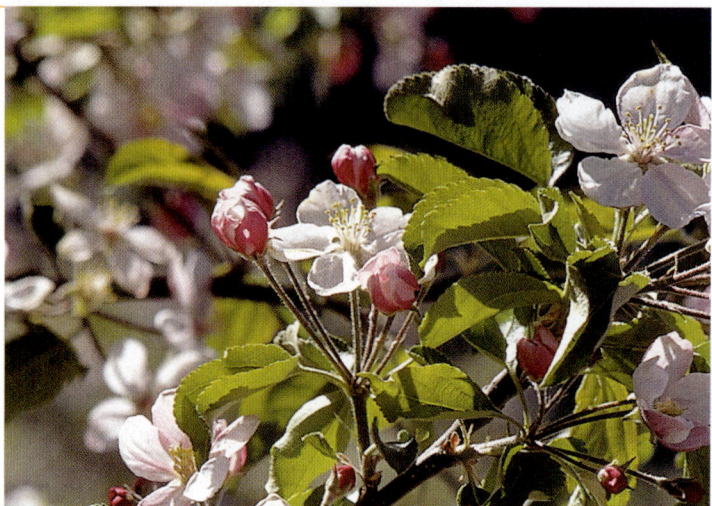

heit darstellen, vom Immunsystem aber fälschlicherweise als solche erkannt wird. Prinzipiell kann jeder Stoff in unserer Umwelt zum Auslöser einer Allergie werden - von der Ananas bis zur Zwiebel, vom Katzenhaar bis zur Zahnpasta. Bei ca. 20.000 Substanzen wurde schon eine allergieauslösende Wirkung beobachtet.

• Wie entstehen allergische Reaktionen?

Allergieauslösende Substanzen, so genannte Allergene, wie Pollen, Tierhaare, Hausstaub oder Nahrungsmittel verbinden sich mit einem speziellen körpereigenen Eiweißstoff, dem Immunglobulin E, der für die allergische Abwehr zuständig ist und an den Oberflächen bestimmter Abwehrzellen sitzt. Diese schütten dann ein bestimmtes Gewebshormon, das Histamin, aus. Haut und Schleimhäute reagieren darauf mit Rötungen, Schwellungen und übermäßiger Sekretion. Die Folge können sein eine Heuschnupfen-Attacke, ein Asthma-Anfall, Nesselsucht, Darmprobleme, aber auch Kopfschmerzen, Depressionen oder Neurodermitis.

Mittlerweile vermutet man, dass einer ganzen Reihe von Krankheiten als eigentliche Ursache eine Nahrungsmittel-Allergie zugrunde liegt. Dazu gehören: Migräne, Magen- und Darmerkrankungen, Asthma, rheumatische Gelenkbeschwerden, starke Infektanfälligkeit, Heuschnupfen, Nesselsucht, ebenso die Schuppenflechte und die Neurodermitis, die beide noch ausführlicher behandelt werden.

• Verdrängung allergieauslösender Substanzen

Bei diesen Krankheiten kann Brottrunk gut unterstützend eingesetzt werden. Wie schon im vorherigen Kapitel beschrieben, fördert er die gesunde Milchsäureproduktion im Darm. Dadurch werden allergieauslösende Substanzen im Darm verdrängt, die Histaminbelastung im Körper sinkt und allergische Reaktionen werden schwächer oder treten gar nicht auf.

Die gute Wirkung von Brottrunk gegen Allergien wurde in einer von Dr. Scholz - der sich schon seit über zehn Jahren mit Brottrunk beschäftigt - durchgeführten Befragung von 1700 Brottrunk-Konsumenten dokumentiert. Diese zeigte, dass unter einer Allergie leidende Frauen, die während der Schwangerschaft Brottrunk getrunken haben, fast ausschließlich gesunde Kinder zur Welt brachten, auch wenn zudem der Vater des Kindes Allergiker war. Mit Brottrunk steht demnach ein ausgezeichnetes Mittel für die Allergie-Prävention zur Verfügung. Weiterhin linderten sich viele Beschwerden, die mit einer

Allergie einhergehen, wie zum Beispiel Juckreiz, Verstopfung, Husten, Schnupfen, Schmerzen oder Antriebsschwäche. In manchen Fällen sind die Beschwerden sogar ganz verschwunden. Das Allgemeinbefinden hatte sich nach Aussagen der Fragebogenteilnehmer sehr gebessert, sie fühlten sich fitter und energievoller.

Brottrunk bei Psoriasis

Psoriasis ist der medizinische Ausdruck für die Hautkrankheit Schuppenflechte. Der Name weist bereits auf eine typische Begleiterscheinung der Krankheit hin: Er stammt von dem griechischen Wort "psao" - ich kratze.

Betroffene haben eine entzündlich gerötete und geschuppte Haut und leiden an starkem Juckreiz und Schmerzen an Haut und Gelenken. Behandelt wird die Psoriasis häufig mit Cortison, was jedoch auf Dauer Nebenwirkungen hat. Andere Behandlungsarten wie Be-

Abb. 9

Brottrunk bei Psoriasis

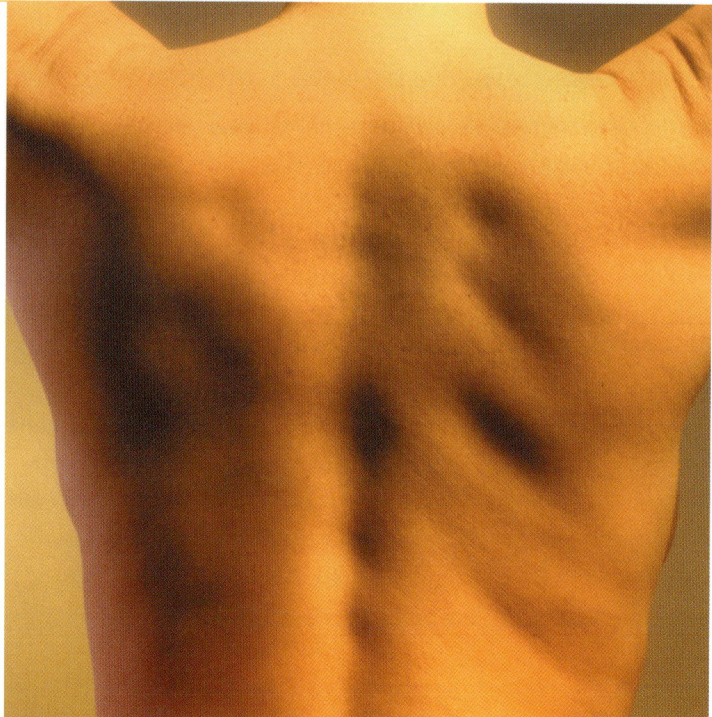

strahlungen, Salben oder Meerwasser-Kuren bringen nur kurzzeitige Linderung.

Zwar ist die Psoriasis nicht ansteckend, dennoch fühlen sich Betroffene aufgrund ihres Erscheinungsbildes oft von ihrer Umwelt abgelehnt und ziehen sich immer mehr in sich selbst zurück. Brottrunk kann mit dazu beitragen, diese Krankheit zum Teil in den Griff zu bekommen oder zumindest zurückzudrängen.

Psoriasis vulgaris

Schuppenflechte. Eine Stoffwechselstörung, die zu einem gesteigerten Wachstum der Hautschichten führt, und manchmal auch auf Gelenke übergreift.

Psoriasis - woher kommt sie?

Bei einer Psoriasis "wandern" die Zellen der obersten Hautschicht siebenmal schneller als bei der normalen Haut an die Hautoberfläche. Die Haut des gesunden Menschen erneuert sich innerhalb von ca. 26 bis 27 Tagen. Diese Zeitspanne ist bei einem Menschen mit Psoriasis auf 6 bis 7 Tage verkürzt. Als Folge bilden solche Hautzellen glänzende Schuppen auf scharf begrenzten Hautbereichen, in denen die Haut stark durchblutet ist. Die auslösenden Ursachen sind bisher nur zum Teil erforscht. Sicher ist, dass die Anlage der Psoriasis vererbt wird. Die Erbanlage allein reicht jedoch nicht aus, um die Krankheit auszulösen. Es müssen weitere Faktoren wie Verletzungen, psychische Belastungen, Stress, Alkohol oder Medikamente hinzukommen. Auch Infektionskrankheiten, Stoffwechselstörungen, hormonelle Faktoren und andere umweltbedingte Einflüsse können eine auslösende Wirkung haben.

Besonders in der Naturheilkunde hat sich die Erkenntnis durchgesetzt, dass die Haut ein Spiegelbild des Darms ist. Bei einer ebenfalls von Dr. Scholz durchgeführten 12-monatigen Studie von an Psoriasis erkrankten Männern und Frauen, die täglich 3 mal 0,2 Liter Brottrunk zu sich nahmen, wurde zu Beginn des Untersuchungszeitraums bei fast allen Teilnehmern eine vergleichsweise geringe Menge an Milchsäurebakterien und Kolibakterien im Darm gemessen. Beide sind wichtige Bestandteile einer gesunden Darmflora. Durch die Verminderung der Milchsäurebakterien werden im Dünndarm vor allem weniger antibakterielle Substanzen produziert, wodurch wiederum Infektionen begünstigt werden. Milchsäurebakterien können besonders bei Darmerkrankungen, bei Nahrungs-mittelallergien und Hauterkrankungen häufig als vermindert nachgewiesen werden. Die Einnahme von milchsäurehaltigen Lebensmitteln wie Brottrunk kann dieses Zuwenig an Milch-säurebakterien im Darm ausgleichen und krankhafte Keime, die eine Psoriasis begünstigen, abtöten.

Kolibakterien

Escherichia coli. Bakterien-art, die Bestandteil einer natürlichen Darmflora ist. Außerhalb des Darmes wirkt das Bakterium allerdings krankheits-erregend (führt z. B. zu Scheiden- und Harnwegs-infektionen).

Ein weiterer Defekt im Abwehrsystem von Psoriasis-Erkrankten ist der Mangel an Darmoberflächen-Antikörpern (IgA). Kolibakterien stimulieren in einem gesunden Darm das Abwehrsystem an der Darmoberfläche. Sind diese Bakterien nicht mehr ausreichend vorhanden, sinkt die Abwehrbereitschaft an der Darmoberfläche. Bei Psoriasis-Erkrankten stellten Mediziner aufgrund dieser Abwehr-schwäche eine verminderte Anzahl von Antikörpern an der Darm-oberfläche fest, was bedeutet, dass das Immunsystem nicht mehr schnell auf eindringende Erreger reagieren kann. Zu den Antikörpern gehört das ImmunglobulinA (siehe vorheriges Kapitel), das darauf spezialisiert ist, Krankheitserreger an der Darmoberfläche abzu-wehren. Bei einem Mangel dieser Antikörper können schädliche Nahrungsmittelbestandteile, Bakterien, Viren oder andere Krank-heitserreger leichter in den Körper eindringen und so eine Psoriasis begünstigen.

Zusätzlich zu einer regelmäßigen Einnahme von Brottrunk sollten sich die Psoriasis-Erkrankten während der Studie gesund, ab-wechslungsreich und schadstoffarm ernähren und die betroffenen Hautstellen mit Brottrunk einreiben (wodurch die Schutzwirkung der Haut gegen Infektionen unterstützt wird).
Bei den meisten Teilnehmern zeigte sich bald eine Verbesserung der Haut und eine Verminderung von Schmerzen. Die Darmflora hatte sich nach kurzer Zeit normalisiert, das heißt, die Anzahl der Milch-säurebakterien und Kolibakterien hatte sich vermehrt, wodurch in Folge die Produktion von IgA angeregt wurde, so dass das Immun-system wieder problemlos arbeiten konnte. Weiterhin berichteten die meisten Teilnehmer, dass sich zusätzlich zu ihrer Haut auch ihr Allgemeinbefinden wesentlich gebessert hätte. So kamen die

Studienleiter zu folgendem Ergebnis: In Verbindung mit einer gesunden und ausgewogenen Ernährung kann Brottrunk als sinnvolles und unterstützendes Mittel zur Behandlung der Psoriasis eingesetzt werden.

Mit Brottrunk gegen Neurodermitis

Neurodermitis ist eine chronische Hauterkrankung. Der Begriff leitet sich von den Worten "Neuron"- Nerv und "Dermitis"- Entzündung der Haut ab. Sie äußert sich durch trockene Haut, Juckreiz, Rötung, Nässen, Schuppung und Ekzemneigung, hauptsächlich in Gesicht, den Ellenbeugen, den Kniekehlen und an den Handrücken. Menschen, die unter dieser Erkrankung leiden, zeigen außerdem eine Abwehrschwäche gegen Bakterien-, Viren- oder Pilzinfektionen.

Die Ursache der Neurodermitis ist noch weitgehend unbekannt. Eine Rolle spielen genetische Faktoren und zusätzliche Auslöser wie

Abb. 10

Mit Brottrunk gegen Neurodermitis

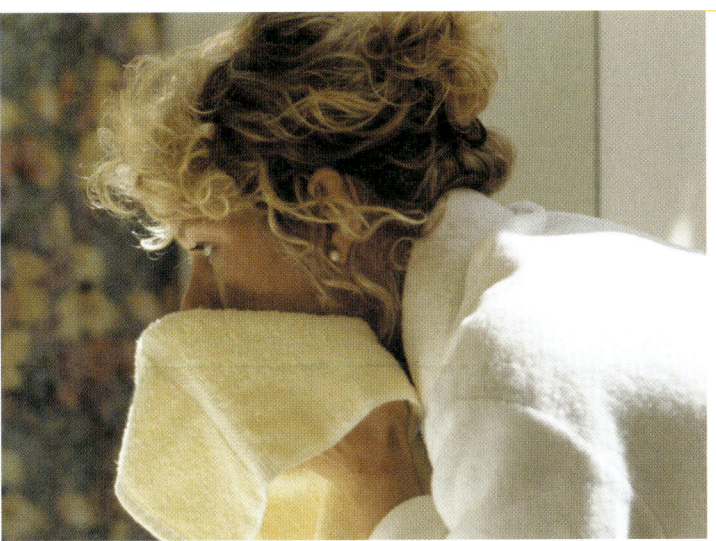

Allergien, Stress oder trockene Luft in beheizten Räumen. Die Folge ist in jedem Fall eine Unterfunktion der Talg- und Schweißdrüsen, die über einen noch nicht genau bekannten Zwischenschritt zu einer allergischen Hautreaktion inklusive dem starken Juckreiz führt.

In der Behandlung der Neurodermitis gibt es zwei Auffassungen: Die

Schulmedizin vertritt die Ansicht, dass es sich bei der Neurodermitis um eine Hauterkrankung noch unbekannten Ursprungs handelt. Die Behandlung richtet sich nach dem Beschwerdebild. Die Naturheilkunde vertritt die Meinung, dass die Krankheit durch eine Überbelastung der Ausscheidungsorgane, beziehungsweise durch eine falsche Ernährung entsteht. Der Therapieort ist nach dieser Auffassung, die wir teilen, somit nicht die Haut, sondern der Darm.

Über die Ursache des Juckreizes bei der Neurodermitis berichtete vor zehn Jahren ein Apotheker, der sein dreijähriges, an Neurodermitis erkranktes Kind untersuchen ließ. Bei den Untersuchungen wurde festgestellt, dass Umweltgifte aller Art in der Haut abgelagert und nicht ausgeschieden wurden. Durch ein Aufkratzen der juckenden Stellen bis aufs Blut wird eine kurze Linderung erreicht, da die abgelagerten Schadstoffe mit dem Blut ausgeschwemmt werden. Diese auch als Schlacken bezeichneten Stoffe haben nach der naturheilkundlichen Lehre ihren Ursprung in Umweltbelastungen oder in einer falschen Ernährung, die im Körper zu einer Übersäuerung führen können. Eine zunehmend mangelhafte Durchblutung ist die Folge. Das hängt damit zusammen, dass die roten Blutkörperchen, die den Sauerstoff durch den Körper transportieren, durch starke Säurebelastung ihre Elastizität verlieren. Dadurch können sie zum einen Sauerstoff nicht mehr ausreichend aufnehmen, zum anderen passen sie aufgrund ihrer "Erstarrung" nicht mehr durch die feinen Kapillaren und verstopfen diese.

Durch die Fülle von Milchsäurebakterien und Enzymen im Brottrunk kommt es zu einer pH-Wert-Regulierung im Darm und im gesamten Verdauungstrakt (siehe Kap. 2, Säure-Basen-Haushalt). Eine bessere Durchblutung und damit verbunden ein besserer Sauerstofftransport sind die Folge. Bei Neurodermitis-Erkrankten, die regelmäßig Brottrunk tranken, nahm der Juckreiz in der Folge ab.

Der an Neurodermitis erkrankte Junge nahm sechs Monate lang täglich eine halbe Flasche Brottrunk zu sich. Bei Urinuntersuchungen fanden Ärzte dann die Schadstoffe wieder, die sich vorher in der Haut abgelagert hatten. Der Einzelfall zeigte, dass der Stoffwechsel durch das Trinken von Brottrunk wieder normalisiert wurde.

Neurodermitiskranke leiden nach Aussage vieler naturheilkundlich orientierter Ärzte häufig an einer gestörten Darmflora. Besonders hier kann Brottrunk seine heilenden Kräfte entfalten: Er erhöht die Zahl der Milchsäurebakterien, wodurch sich, dank der Ansäuerung, keine krankheitserregenden Keime im Darm bilden können, die eine Neurodermitis begünstigen. Die Nahrung kann besser aufgenommen werden, der Regulationsmechanismus zur Ausscheidung überschüssiger Säuren und somit giftiger Substanzen wird stabilisiert.

Bestätigt wird die hier dargestellte Wirkung von Brottrunk vom Bund Neurodermitiskranker in Deutschland. 20 Betroffene tranken in einer Studie fünf Wochen lang eine ansteigende Menge an Brottrunk. Auch wurden die befallenen Hautstellen regelmäßig mit Brottrunk abgerieben, um die dort sitzenden schädigenden Bakterien abzutöten. Das Ergebnis: Die Darmflora stabilisierte sich, die Krankheit besserte sich bereits in diesem kurzen Zeitraum und der Juckreiz ließ nach.

Mit Brottrunk den Hefepilz Candida eindämmen

Lange Zeit ging man in der Medizin davon aus, dass der Hefepilz Candida albicans eine eigenständige Erkrankung sei. Nach heutigen Erkenntnissen weiß man, dass es sich dabei auch um eine falsche Ernährung sowie um einen aus dem Gleichgewicht geratenen Stoffwechsel, die beide das Ausarten des Pilzes begünstigen, handeln kann. Pilze, auch Candida albicans, sind ein natürlicher Bestandteil der Darmflora. Normalerweise stellen sie kein Problem dar. In einer intakten Darmflora werden sie durch die Milchsäurebakterien in ihrem Wachstum begrenzt und "in Schach" gehalten. Je unstabiler jedoch die Darmflora und je schwächer das Immunsystem ist, desto mehr können sich die Pilze ausbreiten. Überhaupt kann die ständige Belastung des Immunsystems durch Candida dazu führen, dass es nicht mehr effizient arbeitet und die Widerstandsfähigkeit gegenüber Infektionen sinkt.

Um einer übermäßigen Ausbreitung des Pilzes vorzubeugen, empfiehlt die Naturheilmedizin eine Ernährung mit Getreideerzeug-

Candida albicans

der Soorpilz. Eine Pilzart, welche die Haut und Schleimhäute des Menschen befallen kann, z. B. bei Minderung der körpereigenen Abwehr, aber auch bei Störungen der Hautfeuchtigkeit und des pH-Wertes.

Abb. 11

*Mit Brottrunk den Hefepilz
Candida eindämmen*

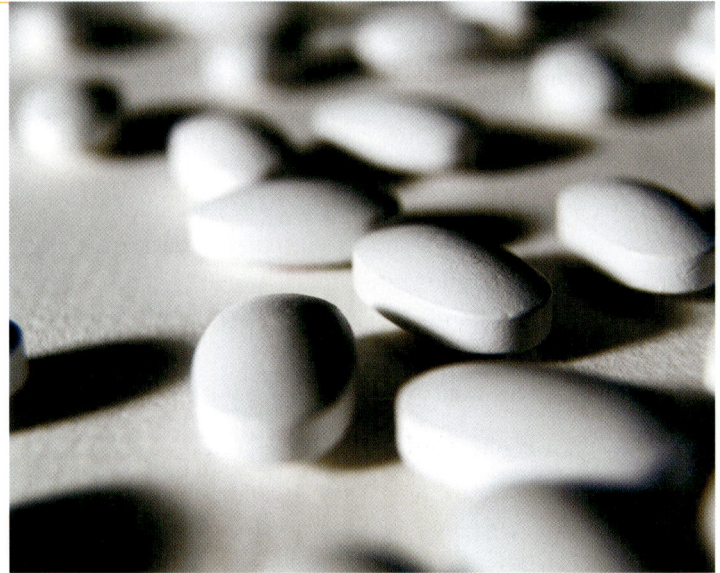

nissen und Brottrunk. Beide liefern hochwertiges Pflanzeneiweiß, Mineralstoffe, Spurenelemente und Vitamine, die wichtig für einen gesunden Stoffwechsel sind. Die im Brottrunk enthaltenen Mineralstoffe sind bei einer Candida albicans-Ausbreitung besonders wichtig, da krankmachende Pilze sehr viele Mineralien verbrauchen, die durch den Brottrunk wieder zugeführt werden. Weiterhin regulieren die Milchsäurebakterien im Brottrunk den Hefepilz und unterbinden somit dessen unkontrollierte Vermehrung. Aufgrund von Beobachtungen und Erfahrungsberichten von Menschen, die dem Pilzbefall mit Brottrunk zu Leibe rücken konnten, raten Ärzte aus dem Bereich der Naturheilkunde: Zur Vorbeugung gegen eine Vermehrung von Candida albicans genügen eine ausgewogene Ernährung und ein großes Glas Brottrunk täglich. Um den Darm erfolgreich zu sanieren, empfiehlt sich eine größere Menge von ca. 3 mal täglich 200 ml (Weiteres zur Darmsanierung siehe Kap. 4 Anwendungen). Bei Krankheiten, die mit einer längeren Einnahme von Antibiotika verbunden sind, kann man die Schädigung der Darmbakterien dadurch eingrenzen, dass man täglich vor und nach der Einnahme des Antibiotikums 1-2 Gläser Brottrunk trinkt.

Candida albicans ist eine Hefeart, die zur größeren Familie der Pilze gehört und schon sehr früh nach der Geburt in den Darm gelangt. Zu den Gründen für eine vermehrte Ausbreitung zählen u.a.:

- Antibiotika, da diese die Darmbakterien, aber nicht die Pilze töten

- immununterdrückende Medikamente wie Cortison, die die Darmschleimhäute reizen

- eine stark zuckerhaltige Ernährung, welche den Pilzen Nahrung gibt

- Umweltgifte, die das Immunsystem schwächen.

Symptome für eine Ausbreitung von Candida albicans können sein: Blähungen, Verstopfung, Ausfluss, häufiger Harndrang, ständige Müdigkeit, Kopf- und Muskelschmerzen, Augenprobleme oder Depressionen.

Brottrunk - positive Auswirkungen bei der Zuckerkrankheit

Die Zuckerkrankheit (Diabetes mellitus) gehört zu den Krankheiten, die in den vergangenen Jahren in den Industriestaaten stark zugenommen haben. Dies liegt zu einem großen Teil an der weitverbreiteten Überernährung. Die Zuckerkrankheit ist eine Stoffwechselerkrankung, die durch einen erhöhten Blutzuckerspiegel definiert ist. In der Therapie spielen die regelmäßige Selbstkontrolle des Blut- und Harnzuckers, eine ausgewogene Ernährung und regelmäßiger Sport eine wichtige Rolle.

Harnzucker

Ab einer bestimmten Blutzuckerkonzentration wird Glukose mit dem Harn ausgeschieden, der dann etwas süß schmeckt. Daher stammt auch der aus dem Griechischen kommende Name Diabetes mellitus, "honigsüßer Durchfluss".

Die positiven Wirkungen von Brottrunk bei Diabetes werden durch eine Studie der beiden niederländischen Ärzte D. Houwert und F. Storms belegt. 12 Wochen lang wurden zwei Gruppen von Diabetikern, Typ I und Typ II, untersucht, die alle die gleiche diabetesgerechte Ernährung bekamen, jedoch keinen Brottrunk tranken.

Diabetes mellitus

wie entsteht er?

Man unterscheidet den jugendlichen Typ-I-Diabetes und den so genannten Altersdiabetes Typ-II. Der Typ-I-Diabetes entsteht durch Zerstörung der Insulin produzierenden Zellen in der Bauchspeicheldrüse. Das Hormon Insulin öffnet die Zellen für die Aufnahme von Glukose und bewirkt somit eine Senkung des Blutzuckerspiegels.

Der Typ-II-Diabetes entwickelt sich vor allem in höherem Lebensalter, neuerdings sind aber auch immer mehr Kinder und Jugendliche davon betroffen. Er ist durch eine Insulinunempfindlichkeit der Zellen gekennzeichnet, die als Folge von ständig erhöhten Blutzucker- und Insulinspiegel meist bei Übergewichtigen entsteht.

Typische Symptome der Zuckerkrankheit sind: Starker Durst, vermehrtes Wasserlassen, Heißhunger, Juckreiz, Abgeschlagenheit und Infektanfälligkeit.

Anschließend tranken sie ebenfalls für 12 Wochen regelmäßig Brottrunk zusätzlich. Nach Ablauf der Zeit fand man eine deutliche Verbesserung des Blutzuckerspiegels und der HbA1-Werte (glykolisiertes Hämoglobin). Bei den HbA1-Werten war der durchschnittliche Anfangswert von 10,3 am Ende der Studie auf 8,5 gesunken. Auch die alle sechs Wochen erstellten Blutzuckerprofile zeigten eine deutliche Verbesserung, wobei die positiven Veränderungen bei den Typ II- Diabetikern ausgeprägter waren als bei den Typ I-Diabetikern.

Speziell beim Typ II-Diabetes liegt häufig ein chronischer Mangel von insbesondere Zink und Chrom vor, beides Spurenelemente, die für die Regulierung der Insulinausschüttung wichtig sind. Denn einerseits werden durch die Ernährung zu wenig Nährstoffe aufgenommen, andererseits aufgrund der Stoffwechselbelastung durch die Krankheit zu viele Nährstoffe ausgeschieden. Der tägliche Genuss von Brottrunk hebt diesen Mangel langfristig auf, da dem Darm regelmäßig wichtige Nährstoffe zugeführt werden, wie Ernährungstherapeuten erklären. Durch die Belastung und Schwächung des

Nierenstoffwechsels bei Diabetikern kommt es zudem oft zu einer Übersäuerung des Blutes, da die Niere nicht in der Lage ist, alle anfallenden sauren Stoffwechselprodukte auszuscheiden. Auch hier scheint Brottrunk in Verbindung mit einer konsequenten Diabetes-Diät eine unterstützende Funktion zu haben, da er das Säure-Basen-Gleichgewicht reguliert.

Diabetes-Diät

Dies ist Grundlage der Diabetestherapie. Sie sieht eine individuell festgesetzte Menge an Nahrungsfett, -eiweiß und Kohlenhydraten vor. Wichtig ist vor allem die Berechnung Kohlenhydrate (BE) für die Blutzuckereinstellung, besonders bei Insulin-Therapie.

Brottrunk stärkt die Immunabwehrkräfte

Viele Menschen, die regelmäßig Brottrunk zu sich nehmen, berichten immer wieder, dass sie sich besser und leistungsfähiger fühlen. Besonders Menschen, die früher sehr unter häufigen Erkältungen litten, fühlen sich gesünder. Sie seien nicht mehr so müde und erschöpft, und auch nicht mehr so anfällig gegen Grippe und Erkältungskrankheiten. Das belegt eine Studie des Heidelberger Wissenschaftlers Prof. Dr. R. Grossart Maticek.

Der Grund dafür liegt in der positiven Auswirkung von Brottrunk auf das Immunsystem. Durch seine regulierende Wirkung auf die Darmflora werden Schadstoffe und Krankheitskeime, die eine Grippe auslösen können, abgetötet. Durch die im Brottrunk enthaltenen Vitamine und Spurenelemente wird das Immunsystem gestärkt und ist so gegen die immer wiederkehrenden "Grippewellen" besser gewappnet.

Beobachtungen haben gezeigt, dass der regelmäßige Genuss von Brottrunk besonders zu niedrige Kalium-, Natrium- und Magnesiumwerte rasch wieder in den Normbereich bringt. Kaliumreiche Kost ist besonders für Menschen mit zu hohem Blutdruck empfehlenswert, da sie den Blutdruck senkt. Magnesium und Natriummangel führt zu Krämpfen und Antriebslosigkeit. Aber auch andere im Brottrunk enthaltenen Spurenelemente sind sehr wichtig, um das Immunsystem zu stärken.

Zink, das ebenfalls im Brottrunk enthalten ist, ist ein bedeutender Bestandteil von Enzymen. Kein anderes Spurenelement hat eine größere Bedeutung für die Enzymbildung, denn im menschlichen Körper gibt es mehr als 200 zinkhaltige Enzyme. Ein Zinkmangel führt zu Antriebslosigkeit, Wachstumsstörungen und einer schlechten Immunabwehr. In einer amerikanischen Studie konnte nachgewiesen werden, dass eine ausreichende Zufuhr von Zink die Er-

Abb. 12

Brottrunk stärkt die Immunabwehrkräfte

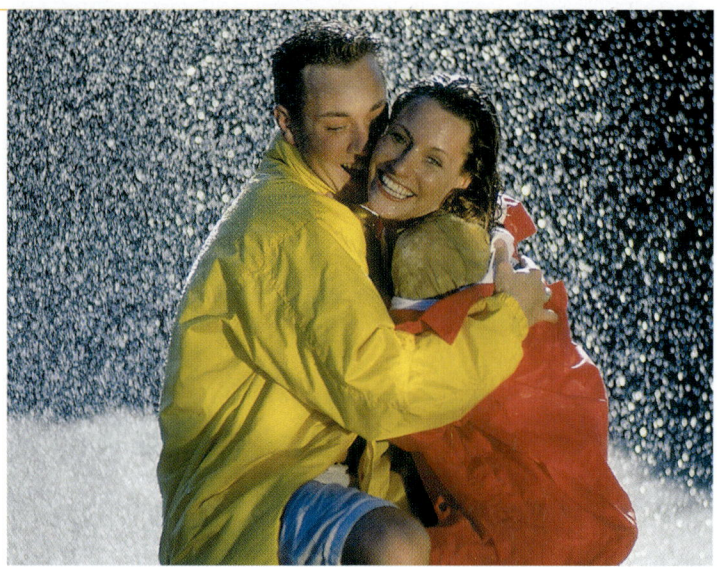

kältungsdauer um die Hälfte verkürzt. Brottrunk liefert diesen lebenswichtigen Baustein für den Organismus und stärkt so die körpereigenen Abwehrkräfte.

Brottrunk hat, laut Aussagen vieler Brottrunk-Trinker, auch eine positive Auswirkung auf die Psyche. Menschen berichten, dass sie sich entspannter und weniger gehetzt fühlen. Heute wissen wir, wie eng die psychische Verfassung mit der physischen verbunden ist. Eine gesunde psychische Verfassung gehört zu den Grundvoraussetzungen für eine stabile körperliche Gesundheit und umgekehrt. Brottrunk scheint ein gutes Bindeglied für diese beiden Bereiche zu sein.

Brottrunk im Kampf gegen Gefäßkrankheiten

Vor noch etwa zehn Jahren lautete die Lehrmeinung, Gefäßkrankheiten würden nur bei älteren Menschen auftreten. Inzwischen beweist der Alltag, dass viele Menschen, die mit ihren Gefäßen Probleme bekommen, alles andere als alt sind. Das gilt sowohl für Erkrankungen der Arterien als auch für Venenerkrankungen. Im arteriellen Bereich ist besonders die Arteriosklerose bekannt, die durch eine Gefäßverengung und Verhärtung durch Ablagerungen entsteht. Sie gilt als **der** Risikofaktor für einen Herzinfarkt und als ein ausschlaggebender Risikofaktor für den Schlaganfall. Bei venösen Gefäßleiden treten Krampfadern, Venenentzündungen und Thrombosen auf.

Im Bereich Cholesterin wird nicht zuletzt auch wegen der teilweise gefährlichen Nebenwirkungen von Cholesterinsenkern heftig geforscht. So scheint es wohl so zu sein, dass das gefährliche am Cholesterin "Giftstoffe" sind, die möglicherweise die Hauptverursacher der Arteriosklerose sind. Zur Vorbeugung ist es jedenfalls nach wie vor günstig, das Cholesterin zu senken.

Brottrunk verbessert nachweislich die Blutwerte, wie eine Studie von Prof. Dr. Matzkies belegt. Er trägt dazu bei, das Cholesterin abzubauen. Wie Brottrunk eine Senkung des Cholesterin-Spiegels bewirkt, ist jedoch noch nicht hinreichend geklärt - es kann damit zusammenhängen, dass bestimmte Milchsäurebakterien Cholesterin direkt absorbieren können. Das heißt, aufgenommenes Cholesterin gelangt auf diese Weise erst gar nicht erst in den Organismus. Eine weitere Vermutung geht dahin, dass Brottrunk grundsätzlich die Arbeit der

Cholesterin

Dies ist ein Lipoid, das im gesamten menschlichen Organismus frei und in Form von Cholesterinestern vorkommt. Es stellt die Vorstufe der Gallensäuren und der Steroidhormone dar, ist ein wesentlicher Bestandteil der Zellmembran und der Myelinscheide von Nervenzellen.

Wieso steigt der Cholesterinspiegel im Blut?

Cholesterin ist ein wichtiger Baustein für Körperzellen und Gewebe. Er ist der Grundstoff für die Bildung von Geschlechtshormonen und für die Gallensäure. Etwa zwei Drittel des Gesamtcholesterins werden vom Körper selbst in der Leber gebildet. Ein Drittel wird über die Nahrung aufgenommen. Wird nun Cholesterin mit der Nahrung zugeführt, sinkt die körpereigene Produktion. Dieser Mechanismus sorgt für einen gleich bleibenden Cholesterinspiegel im Blut. Das gilt nur unter der Bedingung, dass körpereigene Produktion und äußere

Zufuhr in einem gewissen Gleichgewicht stehen. Wenn die Zufuhr an Cholesterin über die Ernährung permanent zu hoch ist, werden die Cholesterin verarbeitenden Rezeptoren in der Leber geschädigt. Als Folge steigt der Cholesterinspiegel im Blut über das normale Maß an. Cholesterin wird unterschieden in LDL- (Low Density Lipoprotein) und HDL-Cholesterin (High Density Lipoprotein).

Leber unterstützt. Auch dadurch könnte eine richtige Steuerung des Cholesterinstoffwechsels ermöglicht werden. Denn Cholesterin ist der Ausgangsstoff für die körpereigene Gallensäurebildung. Diese wird durch den Einfluss von Brottrunk stimuliert. Je mehr Gallensäure aber für die Verdauung produziert wird, desto mehr Cholesterin wird für die Neuproduktion gebraucht. Somit senkt die angeregte Bildung von Gallensäure automatisch den Cholesterinspiegel.

Eventuell ist die Senkung des Cholesterins auf den Abbau der Harnsäuren zurückzuführen. Zumindest hat man in Studien mit Schweinen, die 50 mg Brottrunk pro Tag und Tier bekommen haben, die Harnsäure im 24-Stunden-Urin im Mittel von 150 mg auf 15 mg senken können. Zu diesem Thema muss in jedem Fall noch mehr geforscht werden - nichtsdestotrotz berichten Menschen, die über längere Zeit regelmäßig Brottrunk zu sich genommen haben, von positiven Wirkungen auf ihren Cholesterin-Haushalt. Als vorbeugendes Mittel gegen Gefäßerkrankungen in Verbindung mit einer ausgeglichenen Ernährung und einer gesunden Lebensweise ist Brottrunk - auch wenn der genaue Wirkmechanismus noch unklar ist - in jedem Fall ein empfehlenswertes Mittel zur Vorbeugung von Gefäßerkrankungen.

Zusammenfassung

Schnell informiert

Was ist Brottrunk?

Viele Menschen, die den Brottrunk regelmäßig zu sich nehmen, berichten von erstaunlichen Heilerfolgen bei verschiedenen Krankheitsbildern. Dadurch aufmerksam geworden, hat sich auch die

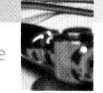

Naturheilkunde zunehmend mit dem Getränk be-schäftigt. In verschiedenen kleineren Studien hat sich gezeigt, dass Brottrunk besonders bei chronischen Erkrankungen eine wertvolle Zusatzmaßnahme ist, die in vielen Fällen eine Verbesserung der Krankheit oder sogar Heilung gebracht hat. Im Falle von Hauterkrankungen wie der Schuppenflechte (Psoriasis) oder der Neurodermitis hat Brottrunk gute Erfolge erzielt, wenn er nicht nur getrunken, sondern auch noch äußerlich auf die betroffenen Hautstellen aufgetragen wurde. In Fällen einer erhöhten Grippeanfälligkeit stärkt er das Immunsystem, so dass die Zahl der erkältungsbedingten Krankheitstage sinkt. Durch seine Desinfektionswirkung kann Brottrunk weiterhin als ein gutes Mittel gegen Pilze im Darm eingesetzt werden. Andere Studien haben belegt, dass der regelmäßige Genuss von Brottrunk den Cholesterinspiegel reguliert, was Brottrunk zu einer sinnvollen Unterstützung im Kampf gegen Gefäßerkrankungen machen würde. Auch hat sich gezeigt, dass Brottrunk besonders bei Altersdiabetikern die Blut- und Harnzuckerwerte senkt.

Trotz dieser positiven Wirkungen darf Brottrunk dennoch nicht als Allheilmittel gegen Krankheiten aller Art gefeiert werden: Gerade im Bereich der chronischen Erkrankungen spielen oft sehr viele verschiedene Faktoren eine Rolle, die erst genau erforscht werden müssen, damit ein Heilerfolg möglich ist. Zudem müssen - für eine Anerkennung in der Medizin - die positiven Meldungen und Studienergebnisse bestätigt und analysiert werden. Aber auch wenn viele Wirkungen von Brottrunk noch nicht hinreichend erforscht bzw. überprüft sind, kann man dennoch heute schon sagen, dass schon sehr viele Menschen durch den Genuss von Brottrunk gesundheitlich profitieren, auch wenn die herkömmliche Medikation ohne Erfolg blieb.

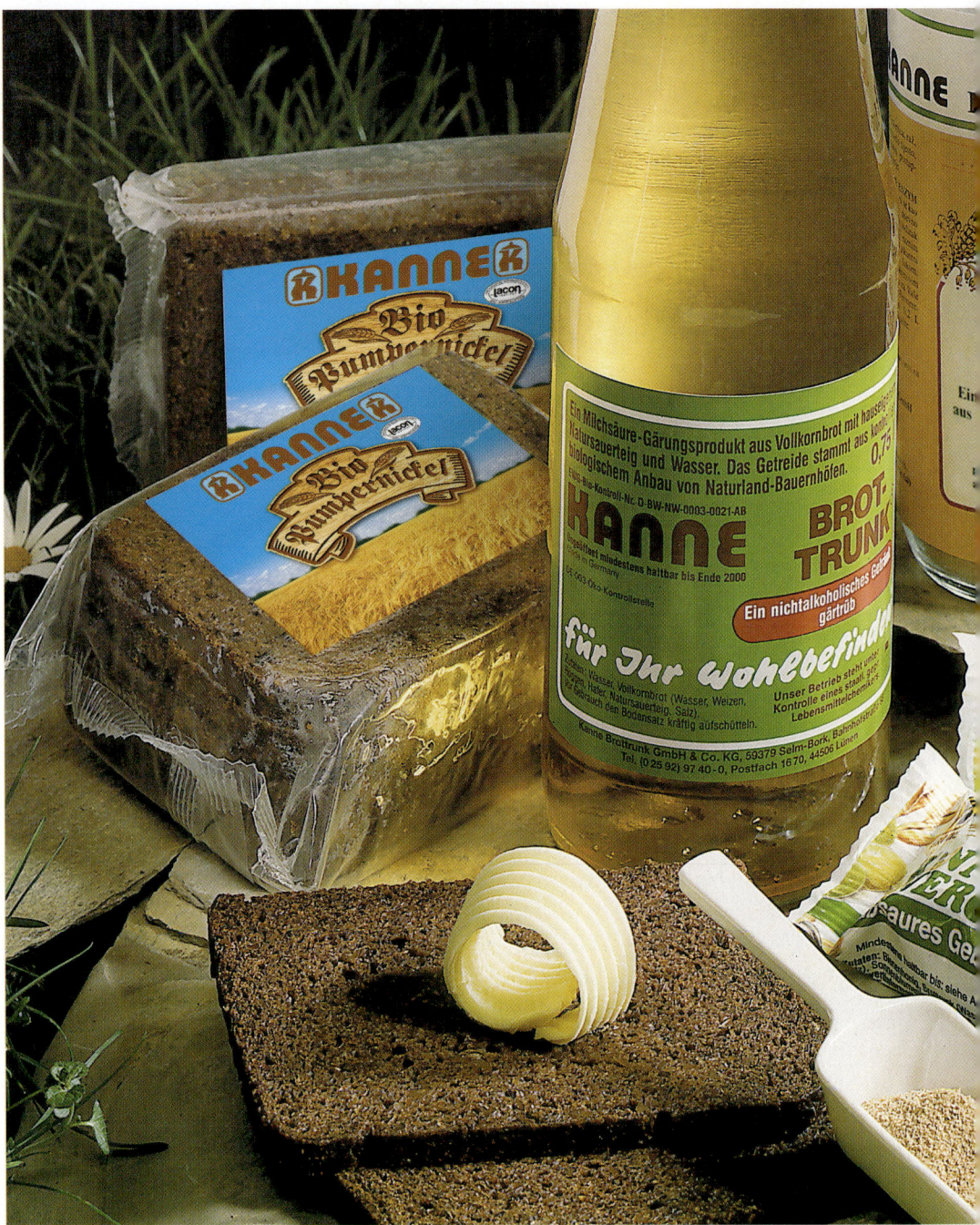

Die verschiedenen Anwendungsformen bei Krankheiten und Beschwerden

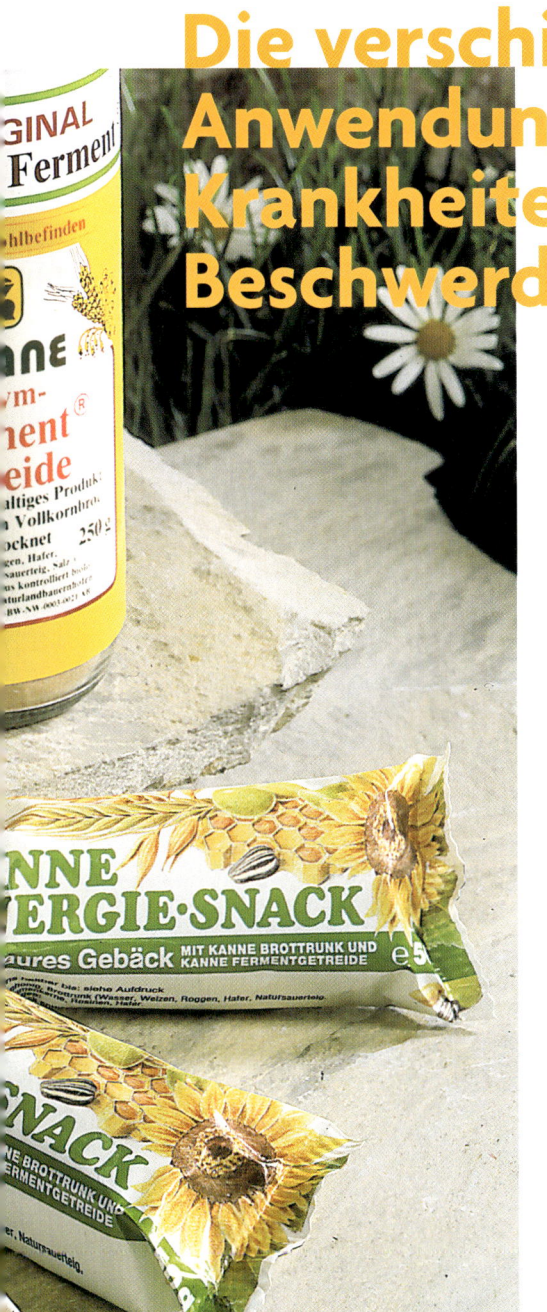

So unterschiedlich die Krankheitsbilder sind, auf die Brottrunk eine positive Wirkung hat, so unterschiedlich können auch die Anwendungsformen dieses gesunden Getränks sein. Vom täglichen Glas vor dem Frühstück bis zum Vollbad gibt es - laut Naturheilkunde - verschiedenste Möglichkeiten, Brottrunk einzusetzen. Mehr zu den Anwendungsformen bei einzelnen Krankheiten finden Sie auch im Servicebereich.

Anwendungsformen

● Die Trink-Kur

Die Trink-Kur mit Brottrunk macht am meisten Sinn, wenn sie nicht nur für zwei oder drei Wochen, sondern über einen längeren Zeitraum durchgehalten wird. Zur Vorbeugung gegen Krankheiten

Abb. 14

Die Trink-Kur

werden 0,2 l Brottrunk 1-3 mal täglich zu den Mahlzeiten eingenommen. Bei Stoffwechselstörungen oder chronischen Erkrankungen sollten zusätzlich vor dem Zubettgehen noch einmal 0,2 l Brottrunk getrunken werden. Diabetiker trinken den Brottrunk in kleinen Schlucken zu den Mahlzeiten.

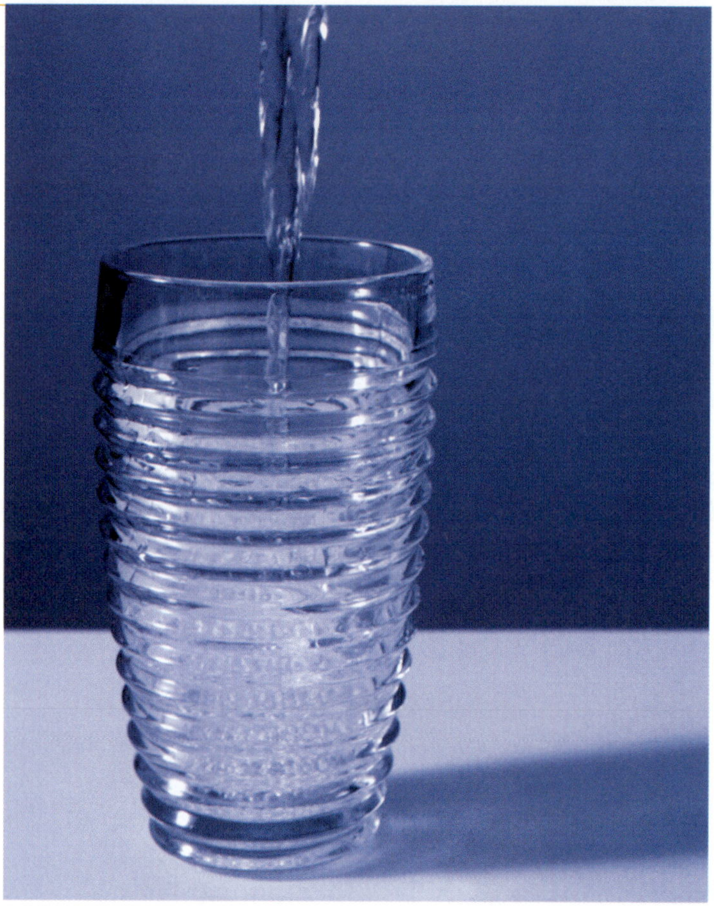

Einreiben

Eine Ganzkörperabreibung ist besonders morgens nach dem Duschen empfehlenswert. Am besten geschieht das mit einem Waschhandschuh. Wichtig dabei ist, dass diese Abreibung nicht wieder abgewaschen wird, sondern den ganzen Tag über auf der Haut bleibt. Somit wird die natürliche Schutzwirkung der Haut vor Umwelteinflüssen unterstützt. Diese Art der Behandlung hat sich gut bewährt bei Neurodermitis. Das Einreiben der erkrankten Haut lindert den Juckreiz, die Brotmilchsäure fördert die Entgiftung über die Haut. Der Brottrunk sollte im Falle einer Neurodermitis vor dem Einreiben im Verhältnis 1:10 mit lauwarmem Wasser verdünnt und leicht auf die Haut aufgetupft werden.

Einläufe

Einläufe sind Teil vieler traditioneller Heilmethoden und dienen hauptsächlich der Darmreinigung. Dazu wird ein Klistier verwendet, das in Apotheken oder Sanitätshäusern erhältlich ist. Ein Erwachsener nimmt 100 ml lauwarmen Brottrunk, legt sich auf die linke Seite und lässt den Brottrunk durch das Klistier einlaufen. Die Einwirkungszeit sollte sein:

- 15 Minuten auf der linken Seite

- 15 Minuten auf dem Bauch

- 15 Minuten auf dem Rücken

- 15 Minuten auf der rechten Seite

Anschließend geht man auf die Toilette.

Wickel und Auflagen

Wickel und Auflagen gehören zu den traditionellen Methoden in der Medizin, besonders die Wadenwickel bei Fieber oder die Leberwickel beim Fasten. Für einen Wickel wird ein Leinentuch mit Brottrunk befeuchtet und auf die schmerzende Stelle gelegt. Beim Wadenwickel tauchen Sie ein Tuch in kalten bis lauwarmen Brottrunk und wickeln es eng um die Unterschenkel des Fiebernden. Darüber wickeln Sie einen Schal oder eine kleine Decke. Für einen Leberwickel legen Sie

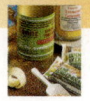

ein mit Brottrunk angefeuchtetes Leinentuch auf den Oberbauch und packen den Fastenden mit einem großen Badehandtuch ein.

Gut eignen sich Wickel auch bei angeschwollenen Füßen und Beinen. Dabei wird ein baumwollenes Tuch mit Brottrunk angefeuchtet und leicht um die Beine gewickelt, darüber kommt ein trockenes Frotteetuch. So eingepackt, ruht man zwei bis drei Stunden. Auch bei kleineren Wunden und Verletzungen oder auch bei Insektenstichen sind Brottrunk-Umschläge hilfreich.

Bei Schwierigkeiten im Magen- und Darmbereich wird ein mit Brottrunk angefeuchtetes Tuch vom Hals bis zu den Oberschenkeln aufgelegt, darauf ein trockenes Frotteetuch sowie eine warme Decke. Danach zwei Stunden ruhen.

• Bäder

Fußbad

Ein sehr altes Hausmittel ist das aufsteigende Fußbad. Dazu wird eine Schüssel mit warmem Wasser gefüllt und 100 ml Brottrunk dazugegeben. In Abständen wird heißes Wasser dazugegossen (aufsteigende Temperatur). Währenddessen kann man die Füße und Zehen leicht massieren, das fördert die Durchblutung. Besonders bei Schnupfen, Husten und Erkältungen hat sich dieses Fußbad bewährt.

Sitzbad

Für ein Sitzbad gibt man eine halbe Flasche Brottrunk und angenehm temperiertes Wasser in eine Sitzbadewanne oder eine Duschwanne und setzt sich 15 bis 30 Minuten hinein. Dies ist für Frauen hilfreich, wenn sie zu Entzündungen im Scheidenbereich neigen. Bei leichten Hämorrhoiden können damit Juckreiz und leichte Blutungen vermindert werden. Gehen Sie aber trotzdem zum Arzt.

Vollbad

Für ein Vollbad wird eine Flasche Brottrunk ohne weitere Badezusätze in das Badewasser gegossen. Es kann bei Erkrankungen der Haut, wie Neurodermitis oder der Schuppenflechte, hilfreich sein.

Abb. 16

Vollbad

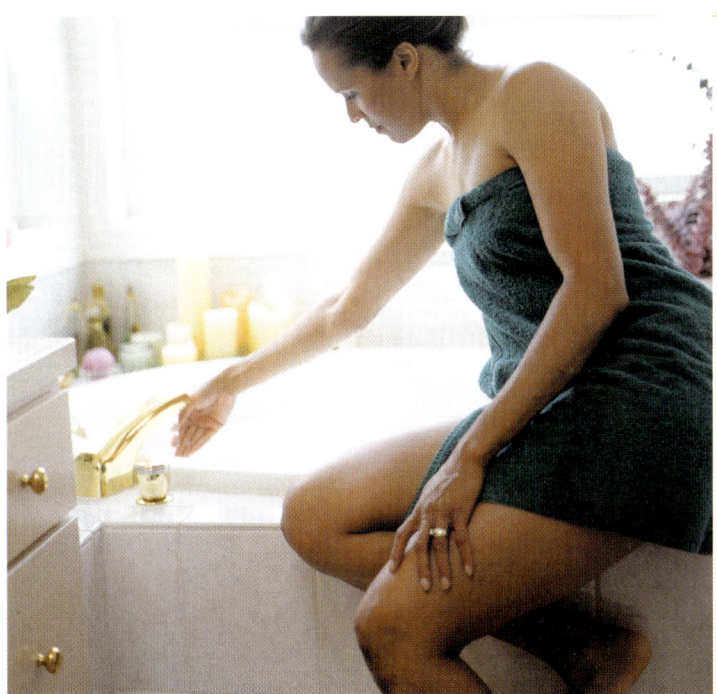

Brottrunk für Tier und Umwelt

Nicht nur beim Menschen hat sich der Genuss von Brottrunk als unterstützendes Mittel bei Krankheiten bewährt. Auch Tiere und unsere Umwelt profitieren von der heilsamen Wirkung von Brottrunk und Fermentgetreide. In der Tierfütterung sollte besser Fermentgetreide oder auch eine Mischung aus Fermentgetreide und Brottrunk eingesetzt werden, da es sich leichter mit dem Futter vermischen lässt und von den Tieren besser aufgenommen wird.

• Tiere

Landwirte, die ihre Tiere mit Brottrunk-Produkten füttern, haben erstaunliche positive Veränderungen an ihren Tieren festgestellt. Auch Wissenschaftler haben sich daraufhin mit diesem Phänomen beschäftigt und konnten die Beobachtungen der Landwirte bestätigen.

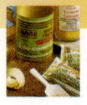

So wurde beispielsweise bei Untersuchungen des Instituts für Tierzucht und Tierhaltung an der Universität Kiel festgestellt, dass bei Schweinen, die regelmäßig Brottrunk-Produkte bekommen, der Muskelfleischanteil um 1,6 Prozent erhöht und der Fettanteil um 1,8 Prozent vermindert ist. Dadurch wird das Fleisch für den Verbraucher

Abb. 17

Tiere

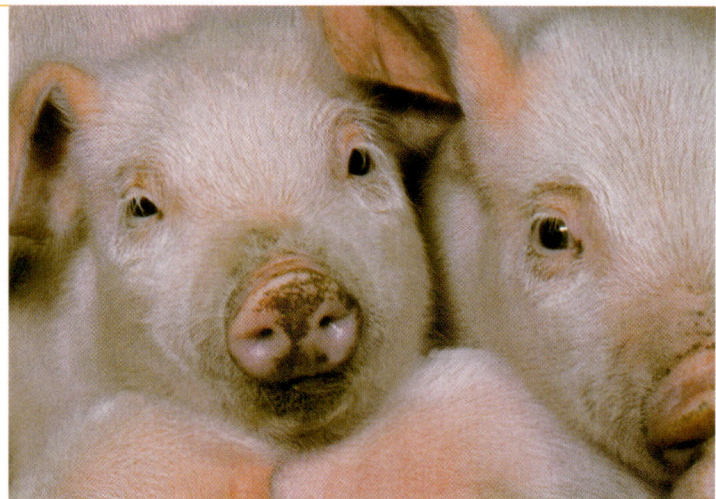

wesentlich schmackhafter und gesünder. Und Prof. Gissel vom Gissel-Institut in Hannover hat festgestellt, dass im Fleisch von Schweinen, die mit Fermentgetreide gefüttert wurden, der Harnsäure-Wert um das 2,5fache geringer ist als bei normalem Schweinefleisch. Diese Entdeckung ist insofern von Bedeutung, als Harnsäure der Stoff ist, der beim Menschen Gicht und Rheuma auslösen kann daher sollte auch ein zu hoher Fleischgenuss in der Regel vermieden werden.

Weitere Beobachtungen eines Landwirtes, der seit Beginn der 90er Jahre Brottrunk auf seinem Hof zum Einsatz bringt, haben gezeigt, dass die Infektions- und Sterberate bei Schweinen durch die Beimengung von Brottrunk-Produkten ins Futter von 5 Prozent auf 0,5 Prozent gesenkt wurde. Ebenso wurde die Notwendigkeit von antibiotischen Medikamenten gesenkt. Auch bei Kühen und Pferden haben sich diese Beobachtungen bestätigt. In einer Untersuchung von Frau Dr. Tammer bei Pferden zeigte sich, dass die Tiere, die mit Fermentgetreide gefüttert wurden, weniger Parasiten hatten und dadurch bedingt weniger den Körper stark belastende Wurmkuren brauchten. Bei Kühen konnte man weniger Euterentzündungen nach Gabe von Brottrunk-Produkten feststellen.

Allgemein kann man feststellen, dass sich das Fell nicht nur von Pferden und Kühen, sondern auch von Haustieren und Federvieh verbessert, es wird glänzender und gesünder.

Grund für diese Verbesserungen ist, wie beim Menschen auch, die Regulierung der Darmflora durch die in Brottrunk-Produkten enthaltenen Milchsäurebakterien. Krankmachende Keime werden abgetötet, nicht schädigende Bakterien hingegen werden gestärkt. Die Tiere werden gesünder, ihre Immunabwehr wird gestärkt.

● Umwelt

Eng verbunden mit einer Verbesserung der Tiergesundheit ist die Verbesserung der Umwelt.

Werden zum Beispiel Schweine mit Brottrunk-Produkten gefüttert, lässt der häufig stark riechende und unangenehme Geruch der Gülle

Abb. 18

Umwelt

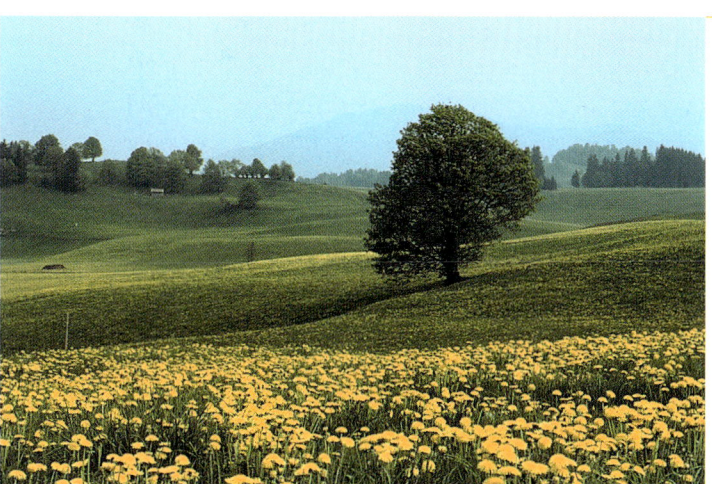

nach, die durch die Ausscheidungsprodukte der Tiere entsteht. Gülle wird weiterhin zur Düngung der Felder verwendet. Verschiedene Landwirte haben beobachtet, dass die Gülle durch die Durchmischung mit Brottrunk-Produkten wesentlich pflanzenverträglicher geworden ist. So hat sich zum Beispiel gezeigt, dass die Fruchtbarkeit des Bodens durch die "Brottrunk-Gülle" wesentlich verbessert wurde, das heißt, die Böden trocknen nicht mehr so schnell aus. Dieses Ergebnis lässt sich mit der Wirkung der Milchsäurebakterien begründen. Diese gehen lebend durch das Verdauungssystem der Tiere und arbeiten im Boden, wie auch im Darm von Mensch und Tier, als eine Art Schutzpolizei. Sie sind in der Lage, Feuchtigkeit im Boden zu speichern, und erhalten ihn so lebendig. Auch werden durch die Milchsäurebakterien Schadstoffe im Boden abgebaut, was wiederum die Neubesiedelung durch nützliche Bodenbakterien ermöglicht.

Brottrunk hat auch in der Behandlung von Gewässern seine heilsame Wirkung unter Beweis gestellt. Kleinere Gewässer, die durch widrige Umweltbedingungen einen starken Algenbefall bekamen, der den Fischbestand bedrohte, wurden durch eine regelmäßige Behandlung mit Brottrunk-Produkten vor dem Umkippen bewahrt, da sich der Algenteppich zurückbildete. Brottrunk ist nach diesen Beobachtungen offensichtlich in der Lage, das Gewässer dabei zu unterstützen, sich von Schadstoffen, die durch Regen oder andere Umwelteinflüsse in das Wasser gelangten, zu reinigen. Im Zusammenhang mit dieser Entgiftungsfunktion von Brottrunk steht auch eine vom Ministerium für Gesundheitswesen der Republik Weißrußland in Auftrag gegebene Studie, die 1993 in Russland mit Kindern durchgeführt wurde, die bei der Atomkatastrophe von Tschernobyl mit hochgiftigen, radioaktiven Strahlungen verseucht wurden. Diese Kinder bekamen über 25 Tage regelmäßig Brottrunk zu trinken. Die Ergebnisse zeigten neben anderen positiven Wirkungen eine Senkung des Gehalts an radioaktivem Cäsium im Körper.

Zusammenfassung

Schnell informiert

Verschiedene Anwendungsmöglichkeiten von Brottrunk

Anwendungsformen für Brottrunk gibt es viele. Ob zur Vorbeugung oder bei schon bestehender Krankheit - Brottrunk kann je nach Bedarf eingesetzt werden. Zur Vorbeugung gegen Immunschwäche haben sich Trinkkuren über einen längeren Zeitraum als sehr hilfreich erwiesen. Bei Hauterkrankungen wie Neurodermitis oder Psoriasis hat zusätzlich zum Trinken das Einreiben der betroffenen Hautstellen mit Brottrunk eine positive Wirkung, da es den Juckreiz lindert und die Entgiftung über die Haut fördert. Einläufe, bei denen Brottrunk und Wasser in einem bestimmten Verhältnis gemischt werden, sind bei chronischen Darmbeschwerden anzuraten. Bäder haben besonders bei Erkältungserkrankungen und Stoffwechselstörungen, aber auch bei Hauterkrankungen eine gute Wirkung. Wickel und Auflagen mit Brottrunk können Fieber senken und bei Insektenstichen kühlen und abschwellend wirken.

Nicht nur der Mensch profitiert von der Vielseitigkeit dieses Getränks. Verschiedene Untersuchungen haben belegt, dass der Einsatz von Brottrunk in der Natur - sei es zu Land oder zu Wasser - die Umwelt dabei unterstützt, schädliche Stoffe abzubauen. So kann laut Einzelerfahrungen Brottrunk dazu beitragen, kleinere Seen vor dem Umkippen zu bewahren oder die Fruchtbarkeit des Bodens zu erhöhen.

Tiere reagieren auf Brottrunk ähnlich wie Menschen: Laut Beobachtungen von ökologisch orientierten Landwirten werden Kühe, Schweine und Pferde widerstandskräftiger und benötigen weniger Medikamente. Das Fell wird glänzender, die Tiere scheinen sich allgemein wohler zu fühlen.

Erfahrungsberichte

Seit Brottrunk im Jahre 1981 auf den Markt kam, schrieben über 10.000 Menschen an Hersteller Wilhelm Kanne einen Dankesbrief oder einen positiven Erfahrungsbericht über die heilsamen Wirkungen seines milchsauren Getränks. Das Erstaunliche: Brottrunk scheint bei sehr vielen unterschiedlichen Krankheiten zu helfen. Nicht immer sind die Wirkungen medizinisch plausibel. Dennoch sollen einige der Originalberichte an dieser Stelle veröffentlicht werden.

Hier ist vielleicht auch der Platz für eine kleine Anekdote: In einem Kloster in Westfalen, ungefähr 200 Kilometer von der Kanne-Brottrunk-Abfüllanlage entfernt, beten fromme Nonnen in einem Kloster dafür, dass Herr Kanne noch lange gesund bleiben möge, um Menschen mit seinem Brottrunk zu helfen. Die Nonnen sprechen aus Erfahrung, hat der Brottrunk doch einigen von ihnen wieder auf die Beine geholfen. Ein "Extra-Vater-Unser" bekommt er deshalb von einer Schwester, die zeitlebens unter Problemen mit Magen und Darm litt, doch seitdem sie Brottrunk trinkt, kerngesund ist. Und ein Pater schließt sich diesem Gebet gleich an, hat sich der Brottrunk doch heilsam auf seine Nieren ausgewirkt.

Kommentar von Dr. Günter Gerhardt

Liebe Leserinnen und Leser,

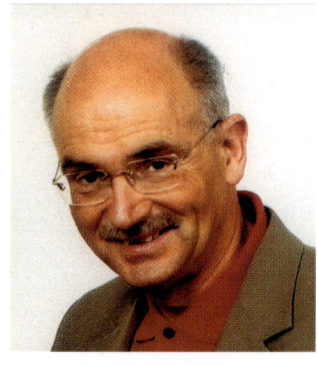

einige der Wirkungen, die nachfolgend beschrieben werden, klingen für einen Schulmediziner, der ich ja auch bin, schon merkwürdig. Ohne den Brottrunk schmälern zu wollen, kann man sich vorstellen, dass hier mehrere Wirkungsmechanismen ineinander greifen: Einmal das Anstossen der Selbstheilungskräfte, dann die Selbstheilungskräfte für sich alleine und ein Phänomen, welches die Medizin kennt und nur teilweise erklären kann, nämlich Spontanheilung. Inwieweit der Brottrunk daran beteiligt ist, können wir sicher nicht im Detail aufklären. Hauptsache ist aber doch, dass den Patienten geholfen wurde.

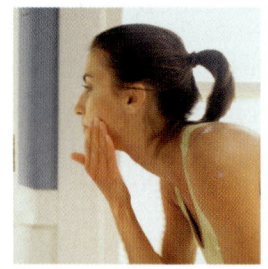

Brottrunk heilte meine Neurodermitis

Schon als Kleinkind litt Ursula Mazureck (43) unter Milchschorf, ihre Haut bildete weiße Schuppen und war rauh. "Meine ganze Haut juckte. Ich kratzte sie auf und blutete. Es bildeten sich überall Krusten und Borken", erinnert sich Frau Mazureck. Sie durfte keine Milch mehr trinken, es gab nur pflanzliche Kost. Ansonsten musste Frau Mazureck mit dem Milchschorf leben. Mit 13 bekam sie verschiedene Allergien, mit 17 Pusteln an Händen, Nacken und Füßen. Von den Ärzten erfuhr sie, dass sie unter Neurodermitis leide. "Meine Haut war am ganzen Körper mit Neurodermitis befallen. Hände und Füße waren wund. Ich wagte mich nur noch mit weißen Strümpfen und weißen Handschuhen aus dem Haus." Außerdem bekam sie Magenkrämpfe und Schweißausbrüche.

Frau Mazureck bekam ihre Krankheit trotz Cortisonsalben und der Einhaltung einer bestimmten Diät nicht in den Griff. In ihrer Verzweiflung meldete sie sich bei einer Selbsthilfegruppe an und nahm an einer Studie teil. Dort machte sie zum ersten Mal Bekanntschaft mit Brottrunk. "Als ich hörte, dass Brottrunk helfen sollte, habe ich nur ungläubig gelächelt. Ich habe nicht daran geglaubt. Aber ich bin eines Besseren belehrt worden." Frau Mazureck trank jeden Tag eine 0,7-Liter-Flasche Brottrunk, aufgeteilt zu den täglichen Mahlzeiten. Ihre Haut rieb sie morgens mit Brottrunk ein und wusch ihn nicht ab, beim Baden schüttete sie eine Flasche Brottrunk ins Badewasser. So rückte sie der Neurodermitis von innen und von außen zu Leibe.

Heute geht es Frau Mazureck wieder gut. Sie ist beschwerdefrei, fühlt sich seelisch und körperlich wohl. "Ich gehe wieder aus, ohne meine Hände verstecken zu müssen. Dabei trinke ich auch heute noch jeden Tag ein Glas Brottrunk. Wenn ich in meiner Jugend schon Brottrunk getrunken hätte, wäre mir vieles erspart geblieben."

Sportlich wieder fit dank Brottrunk

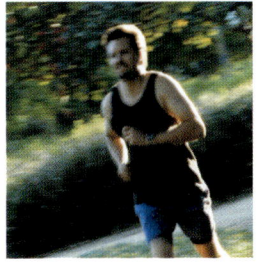

Dr. Herman Aschwer (54) ist begeisterter Hochleistungssportler, genauer gesagt Triathlet (Schwimmen, Radfahren und Laufen). Dass er diese anstrengende Sportart weiter ausüben kann, hat er, so Dr. Aschwer, dem Brottrunk zu verdanken. Er hatte nämlich große Probleme mit dem Eisengehalt seines Blutes. Obwohl er verschiedene Eisenpräparate zu sich nahm, waren seine Eisenwerte viel zu niedrig. "Ich war einfach immer abgeschlagen, lustlos und müde." Der Arzt erklärte ihm nach mehreren Untersuchungen den Grund für diesen Zustand: Durch Schweißverluste verlor Dr. Aschwer nicht nur Elektrolyte wie Natrium, Chloride, Calcium und Magnesium, sondern auch Spurenelemente wie etwa Eisen. Mit jedem Liter Schweiß verliert der Mensch etwa 1,2 mg Eisen und Dr. Aschwer schwitzte pro Tag ca. zwei Liter aus. Mit allen Mitteln versuchte er seinen Eisenverlust in den Griff zu bekommen. Er aß Vollkornprodukte, Weizenkeime, Gemüse und Kalbsleber.

1987 wurde er durch einen Sportskameraden auf den Brottrunk aufmerksam gemacht. "Natürlich war ich zunächst noch skeptisch, als ich den Brottrunk zum ersten Mal probierte. Aber schnell wurde ich eines Besseren belehrt." Ab diesem Zeitpunkt trank er zum Frühstück Fermentgetreide vermischt mit 0,2 Liter Brottrunk und zum Mittagessen noch einmal 0,1 Liter Brottrunk. In den nächsten Wochen steigerte sich seine Leistungsfähigkeit, die Sauerstoffaufnahme erhöhte sich, der Pulsschlag verbesserte sich und der Eisengehalt erreichte Normalwerte.

Brottrunk steht auch heute auf dem täglichen Speiseplan der Aschwers. Und für Dr. Aschwer steht fest: "Ich würde heute den Radfahrern hinterher fahren, wenn ich nicht täglich Brottrunk nehmen würde." Doch stattdessen ist er fast eine Stunde schneller als früher und ist meistens unter den ersten Teilnehmern platziert.

Schuppenflechte ade

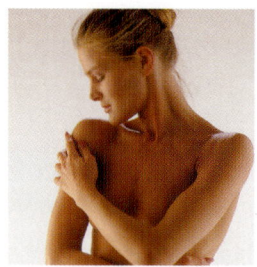

Für Margret Freisinger (65) bedeutete der Brottrunk der Beginn eines neuen Lebens.
"Vor 25 Jahren spürte ich zum ersten Mal Pusteln auf dem Kopf und am Arm. Ich wusste mir nicht mehr zu helfen. Wenn ich mich am Kopf kratzte, blutete es. Ich habe mir die Schuppen heruntergekämmt, den Kopf mit Öl eingerieben. Alles half nichts. Ich konnte nur noch mit einer Perücke aus dem Haus gehen. Es war so furchtbar. Ich schämte mich, wurde depressiv." Erst der vierte Arzt, den sie in ihrer Verzweiflung aufsuchte, konnte ihr sagen, dass sie an Psoriasis litt.

Frau Freisingers Leiden verstärkte sich nach dem Tod ihres Mannes im Jahre 1996. Das Jucken wurde heftiger, besonders an Kopf, Knien und Ellenbogen. "Eines Tages hörte ich von einer Selbsthilfe-Gruppe. Als ich dorthin ging, machte ich meine erste Bekanntschaft mit dem Brottrunk. Er schmeckte anfangs fürchterlich, aber ich merkte, dass er mir gut tat." Frau Freisinger trank jeden Tag bis zu einem halben Liter Brottrunk. Schon nach kurzer Zeit verbesserte sich der Zustand ihrer Haut. Die entzündeten Stellen auf der Haut verschwanden, bald konnte sie ohne Perücke aus dem Haus gehen. "Für mich war das wie ein Wunder", sagt sie heute. "Meine schönen Haare glänzten wieder, ich kämmte sie jeden Morgen. Es war so schön, endlich wieder eine Frau zu sein." Zusätzlich zu ihrem täglichen Brottrunk rieb sich Frau Freisinger die Kopfhaut mit Brottrunk ein und wusch sich damit die Augenlider. Sie aß wenig Fett und Fleisch, dafür viel frisches Gemüse. "Ich habe wieder neuen Lebensmut bekommen. Ich bin in einer Turngruppe, gehe regelmäßig schwimmen und verreise viel."

Keine Angst mehr vor Magenkrebs

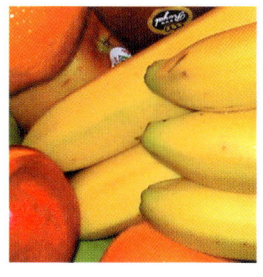

Dagmar Gerth (45) hatte vor 12 Jahren so starke Magenprobleme, dass sie sich nur noch von Bananen und Haferflocken ernährte. Doch schon eine Stunde nach dem Essen verspürte sie wieder starke Bauchschmerzen. Frau Gerth fühlte sich so elend, dass sie kaum noch aus dem Haus ging. Außerdem hatte sie schreckliche Angst, an Magenkrebs zu erkranken. "Kein Wunder", sagte sie, "auch meine Großmutter war an Magenkrebs gestorben. Klar, dass ich immer daran denken mußte." Von den Ärzten, die sie wegen ihrer Beschwerden besuchte, konnte ihr keiner helfen. Ein Grund für Frau Gerth, sich selbst mit Magen- und Darmproblemen zu beschäftigen. Dabei hat sie gelernt, dass der Körper bei diesen Beschwerden grundsätzlich nicht in der Lage ist, ausreichende Mengen an Verdauungsenzymen zu bilden, was wiederum Entgiftungsprozesse blockiert und den Stoffwechsel durcheinander bringt.

Freunde erzählten Frau Gerth vom Brottrunk, in dem jede Menge lebenswichtiger Enzyme enthalten sind. "Ich dachte, ich kriege das saure Zeug nicht herunter. Doch nach einer Woche war es für mich ein ganz normales Getränk." Frau Gerth trank regelmäßig täglich eineinhalb Flaschen Brottrunk, dazu aß sie ein paar Löffel Fermentgetreide. Schon nach ein paar Monaten waren die Magenschmerzen verschwunden. Heute hat Frau Gerth keine Angst mehr, an Magenkrebs zu erkranken. "Ich weiß nicht wie das gekommen ist. Diese schreckliche Angst hat mich ganz heruntergezogen. Ich glaube, dass der Brottrunk auch die Psyche eines Menschen stärkt."

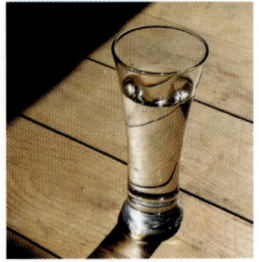

Dem Tod von der Schippe gesprungen

Die Krankengeschichte von Günther Lange (62) klingt wie ein Krimi, spannend von Anfang bis Ende und Gott sei Dank mit einem glücklichen Ausgang. Alles begann im Jahr 1979. Er hatte bei einer fröhlichen Runde ein Gläschen zuviel getrunken. Am anderen Morgen hatte Günther Lange starken Durst und griff nach einer Wasserflasche, die auf seinem Schreibtisch stand. Was er jedoch nicht wusste: In dieser Flasche war kein Wasser, sondern ein tödliches Fleckenmittel. "Im Krankenhaus haben mir die Ärzte sofort den Magen ausgepumpt. Am nächsten Morgen erklärte mir der Chefarzt, dass meine Leber völlig zerstört sei und ich spätestens in der nächsten Nacht sterben würde." Als er die Nacht überlebte, war er überglücklich, doch das Problem war damit nicht gelöst. Günther Langes Leber war unwiederbringlich geschädigt. Die Ärzte machten ihm unmissverständlich klar, dass er nur noch eine geringe Lebenserwartung habe.

Dann hörte Herr Lange von Brottrunk. Sofort trank er täglich mindestens eine Flasche und vermischte den Brottrunk mit Fermentgetreide. Fast jeden Tag ließ er von seiner Hausärztin seine Leberwerte überprüfen. Sie wurden jedes Mal besser. Günther Lange konnte das nicht glauben und hörte auf, Brottrunk zu trinken. Die Leberwerte stiegen wieder bedenklich an. "Nun wusste ich, dass der Brottrunk die Leber wieder gesund machte. Innerhalb eines Jahres erreichte sie Normalwerte." Auch heute trinkt Günther Lange regelmäßig Brottrunk. Außerdem ist er im Rahmen einer Doktorarbeit in die Annalen der Wissenschaft eingegangen: Er war nämlich der erste Patient in der medizinischen Literatur, der mit sehr hohen Leberwerten überlebt hatte.

Briefzuschriften

Berichte dieser Art gibt es viele. Nicht alle sind so spektakulär, aber dennoch zeigen sie eindeutig, dass Brottrunk eine gesunde und heilsame Wirkung auf den Körper ausübt. Wilhelm Kanne, der Hersteller von Kanne Brottrunk, erhält täglich Dankesbriefe von Menschen, denen Brottrunk geholfen hat, mit verschiedenen Leiden besser klarzukommen.

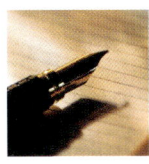

Lore Z. aus Gilching:
"Ich nehme Ihren Brottrunk seit über zwei Monaten und kann Ihnen berichten, dass sich meine Cholesterin-Werte von 370 auf 280 gesenkt haben."

Max G. aus Ravensburg:
"Ich leide seit 30 Jahren unter Schlafstörungen. Seitdem ich Brottrunk trinke, kann ich wieder fünf Stunden am Stück schlafen. Für mich fast wie ein Wunder."

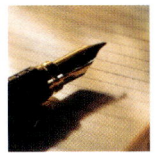

Karl S. aus Österreich:
"Ich litt schon seit 15 Jahren an Blähungen, Völlegefühl und Druck im Bauch. Seit drei Wochen trinke ich Brottrunk mit Fermentgetreide. Ich fühle mich wie neugeboren und bin begeistert."

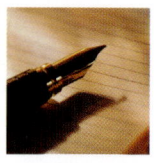

Käthe M. aus Karst:

"Seit vielen Jahren nehmen wir in unserer Familie den Brottrunk und auch Fermentgetreide. Ich glaube, ich habe die richtige Mischung gefunden. Hier mein Rezept: Zwei Teelöffel Fermentgetreide werden mit Brottrunk und einigen Tropfen Öl glatt gerührt. Unter diese Masse gebe ich zwei gehäufte Teelöffel Quark. Die Paste gebe ich auf eine zerschnittene Kinderwindel. Die Umschläge haben uns bei Rückenschmerzen, Gelenkentzündungen, Venenentzündungen und Verstauchungen sehr geholfen. Wir lassen die Packungen meist über Nacht einwirken."

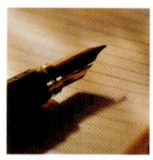

Anja A. aus Wieden:

"Während meiner Schwangerschaft habe ich immer Brottrunk getrunken. Ich hatte deshalb keinerlei Beschwerden. Jetzt ist meine Tochter Pauline fast ein Jahr auf der Welt. Zurzeit stille ich noch, und der Brottrunk schmeckt mir immer noch. Ab und zu mische ich ihn in Paulines Tee. Auch ihr bekommt er ganz gut."

Leon V. aus Boll:

"Ich nehme jetzt seit etwa zwei Wochen jeden Tag 0,3 Liter Brottrunk zu mir. Mein Darmleiden hat sich dadurch schon verbessert. Ich habe mehr Vitalität und die Schmerzen sind nicht mehr so stark. Ich habe das Gefühl, dass der Brottrunk sehr hilfreich zur Darmsanierung eingesetzt werden kann."

Zusammenfassung

Seit der Einführung des Brottrunk im Jahre 1981 bekam Hersteller Wilhelm Kanne über 10.000 Dankesbriefe und positive Erfahrungsberichte über die heilsamen Wirkungen seines milchsauren Getränks. Auch wenn diese Briefe nicht mit medizinischen Studien gleichzusetzen sind, sagen sie dennoch viel über das breite Einsatzspektrum von Brottrunk aus. Von Verdauungsproblemen, Grippeanfälligkeit über Neurodermitis und Schuppenflechte bis hin zur Senkung von Cholesterin und zur Regulierung von zu hohen Leberwerten: Patienten mit vielen unterschiedlichen Krankheiten berichten von ihrer Gesundung durch Brottrunk.

Einige Berichte können medizinisch erklärt werden. Andere, wie z. B. die Heilung einer zerstörten Leber oder von einer schweren Magenerkrankung, sind vielleicht spektakuläre Einzelfälle. Dennoch sind alle Berichte ehrliche Zeugnisse von Betroffenen.

Service

Noch Fragen offen? Kein Problem, in unserem Service-Center finden Sie Tipps, Übersichten, Adressen und Anleitungen, die Sie auf dem Weg zu einer gesunden Ernährungs- und Lebensweise unterstützen.

Sprechstunde Dr. Günter Gerhardt

Wer noch Fragen zum Thema Brottrunk hat, ist hier an der richtigen Stelle. Dr. Gerhardt beantwortet gern Ihre Fragen.

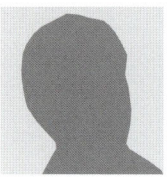

Frage:
Ich habe seit über einem Jahr ständig Schmerzen im unteren Bauchbereich. Andere Ärzte haben nichts gefunden und ich ernähre mich auch sehr gesund mit viel frischem Obst, Vollkornbrot und Rohkost. Dennoch sind die Schmerzen oft so stark, dass ich mich kaum bewegen kann.

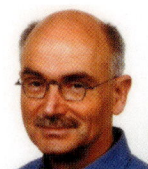

Antwort:
Es könnte sein, dass zuviel Obst und Rohkost die Beschwerden verursachen. Dadurch kann eine Dysbiose im Darm entstehen, das heißt es bilden sich übermäßig viele luft- und gasbildenden Bakterien im Darm. Das führt zu einer Verschiebung des Gleichgewichts der Darmflora. Trinken Sie täglich ein Glas Brottrunk und kochen Sie Obst und Gemüse. Dadurch kann die Darmflora sich wieder regulieren.

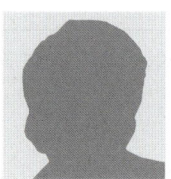

Frage:
Ich habe gerade ein Baby bekommen und stille. Seit einiger Zeit leide ich an Darmproblemen und würde gerne eine Darmspülung mit Brottrunk machen. Ist das gefährlich während der Stillzeit?

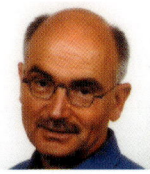

Antwort:
Nein, da kann ich Sie völlig beruhigen. Brottrunk ist in der Regel gut verträglich und verursacht keinerlei Beschwerden, so dass Sie beruhigt auch während der Stillzeit eine Darmspülung machen

können. Trinken Sie auch weiterhin Brottrunk, Ihr Baby wird ebenfalls davon profitieren. Lediglich bei Menschen mit einer Glutenallergie kann der Einsatz von Brottrunk aus meiner Erfahrung manchmal etwas problematisch sein.

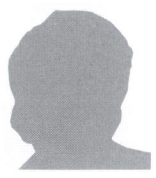

Frage:
Meine Freundin leidet an Krebs. Sie hat gehört, dass Brottrunk sie heilen könnte. Stimmt das?

Antwort:
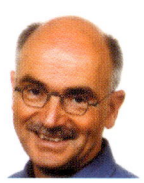
Der Brottrunk unterstützt durch seine Wirkungsweisen jegliche Arten von Therapie, weil er die Darmbakterien in den richtigen Status versetzt und das Immunsystem verbessert. Besonders die darmregulierende Wirkung der Milchsäurebakterien hat bei Krebs eine wichtige Funktion, da durch die vielen Medikamente und Bestrahlungen das Immunsystem Darm belastet wird. Ich denke, dass Brottrunk durch seine immunaktivierende Wirkung auf jeden Fall bei Krebs zu empfehlen ist, weil gerade bei dieser Krankheit ein gesundes Immunsystem von großer Bedeutung ist.

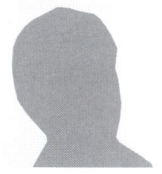

Frage:
Ich treibe sehr viel Sport und bin sehr ehrgeizig. Kann Brottrunk mir helfen, meine Kondition zu verbessern?

Antwort:
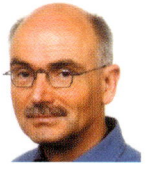
Es ist in der Tat so, dass viele Leistungssportler regelmäßig Brottrunk zu sich nehmen und über sehr gute Erfolge berichten. Sie sagen, dass sie sich nach anstrengenden Aktivitäten weniger ausge-

laugt fühlen. Auch Muskelkrämpfe, die ein Zeichen gestörter Isotonie sind, treten unter Brottrunk seltener auf. Als isotonisches Getränk sind für Sportler aber auch Apfelschorle und alkoholfreies Bier zu empfehlen.

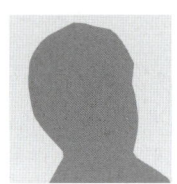

Frage:
Den Milchsäurebakterien wird doch eine stark abführende Wirkung nachgesagt. Habe ich dann nicht ständig Durchfall, wenn ich Brottrunk regelmäßig trinke?

Antwort:

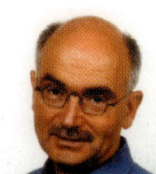

Es ist richtig, dass Milchsäurebakterien prinzipiell abführend wirken. Allerdings hat man in einer klinischen Studie festgestellt, dass die in Brottrunk enthaltenen Getreidemilchsäuren keine vermehrte Darmbewegung erzeugen. Brottrunk wirkt lediglich auf die natürliche Bewegung des Darms ein, so dass die Verdauung gefördert aber nicht beschleunigt wird. Sie werden also durch Brottrunk keinen Durchfall bekommen

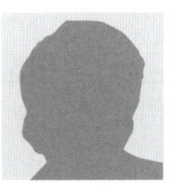

Frage:
Ich leide häufig unter Scheidenpilzen, was mir sehr peinlich ist. Kann Brottrunk mir helfen?

Antwort:

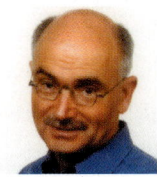

Ja. Aber eines vorneweg: Das muss Ihnen nicht peinlich sein. Besonders Frauen mit einem schwachen Immunsystem leiden häufig unter Scheidenpilzen, und da gehören Sie offensichtlich dazu. Stärken Sie Ihr Immunsystem, indem Sie regelmäßig täglich ein Glas Brottrunk trinken. Außerdem tauchen Sie einen Tampon kurz in

Brottrunk und führen ihn dann in die Scheide ein. Auf diese Weise kann die Vaginalflora wieder aufgebaut werden, die Pilze verschwinden.

Wie nehme ich Brottrunk bei welchen Beschwerden ein?

Ob kurmäßig, als Dauertherapie, als Abreibung oder Einlauf - hier können Sie schnell die beste Anwendungsform für Ihr Beschwerdebild checken. Noch ein Hinweis: Die folgenden Tipps sind meist Erfahrungswerte, sie entstammen vor allem der Volks- und Naturheilmedizin.

Diabetes mellitus
Trinken Sie den Brottrunk regelmäßig in kleinen Schlucken dreimal täglich 0,2 l zu den Mahlzeiten.

Allergien, Gicht, erhöhter Cholesterinspiegel
Hier ist eine Flasche pro Tag empfehlenswert. Verteilen Sie diese auf vier Portionen, so dass Sie dreimal täglich 0,2 l zu oder vor den Mahlzeiten und den Rest vor dem Zubettgehen trinken. Nehmen Sie kleine Schlucke.

Vorbeugung vor Allergien und Stoffwechselerkrankungen
Hier genügt es, wenn Sie nur eine kleine Menge Brottrunk, diese dafür aber regelmäßig trinken. Empfehlung: Jeden Morgen 0,2 l vor dem Frühstück.

Zum Entsäuern
Am Morgen nach einem feuchtfröhlichen Abend oder einer üppigen Mahlzeit trinken Sie ein großes Glas mit etwa 0,4 l Brottrunk vor dem Frühstück.

Neurodermitis und Schuppenflechte (Psoriasis)
Trinken Sie Brottrunk regelmäßig, also 0,2 l jeden Morgen vor dem

Service

Frühstück. Nehmen Sie Ganzkörperabreibungen morgens nach dem Duschen vor. Am besten geschieht das mit einem Waschhandschuh auf die noch leicht feuchte Haut. Waschen Sie den aufgetragenen Brottrunk nicht wieder ab. Zusätzlich können Sie mehrmals am Tag im Verhältnis 1:10 mit lauwarmem Wasser verdünnten Brottrunk leicht auf die Haut tupfen.

Hin und wieder können Sie die Wirkung auch mit einem Vollbad unterstützen. Gießen Sie dazu eine Flasche Brottrunk ohne weitere Badezusätze in das Badewasser.

Nehmen Sie zusätzlich mehrmals im Jahr eine Darmreinigung vor (s. unter chronische Darmbeschwerden).

Unreine Haut

Trinken Sie Brottrunk regelmäßig, also 0,2 l jeden Morgen vor dem Frühstück. Zusätzlich sollten Sie die betroffenen Hautstellen abreiben, anfangs viermal am Tag, ist der Erfolg da, genügt ein- bis zweimal pro Tag. Tragen Sie dazu Brottrunk auf einen feuchten Waschlappen auf und reiben Sie sich damit über die Haut. Lassen Sie die feuchte Haut an der Luft trocknen. Der ganz leicht süßliche Geruch verfliegt sofort.

Nehmen Sie zusätzlich mehrmals im Jahr eine Darmreinigung vor (s. unter chronische Darmbeschwerden).

Neurodermitiskranke Kinder und Säuglinge

Füllen Sie in ein Klistier 20 ml einer Mischung aus jeweils zur Hälfte körperwarmem Wasser und Brottrunk. Führen Sie diese Mischung langsam rektal ein. Die kleinen Mengen reizen nicht zur Darmentleerung, sondern werden wie eine Art Zäpfchen aufgenommen.

Geschwollene Füße und Beine

Machen Sie einen Wickel aus Brottrunk. Befeuchten Sie dazu ein baumwollenes Tuch mit Brottrunk und wickeln Sie es um die Beine. Darüber kommt ein trockenes Frotteetuch. So eingepackt, ruht man zwei bis drei Stunden mit hochgelegten Beinen.

Kleinere Wunden, Insektenstiche

Legen Sie ein mit Brottrunk angefeuchtetes Gazetuch auf die verletzte Stelle und befestigen Sie das Tuch mit einem Verband.

Schnupfen, Husten und Erkältungen

Machen Sie aufsteigende Fußbäder. Füllen Sie dazu eine Schüssel mit warmem Wasser und 100 ml Brottrunk. In Abständen von einigen Minuten gießen Sie heißes Wasser nach. Die Durchblutungsförderung können Sie unterstützen, indem Sie die Füße und Zehen leicht massieren.

Pilzerkrankungen und Infektionen im Genitalbereich

Brottrunk sollte nicht zur Behandlung von Scheidenentzündungen verwendet werden, er kann diesen aber vorbeugen. Setzen Sie sich in eine Sitzbadewanne oder in die Duschwanne, geben Sie eine halbe Flasche Brottrunk in angenehm temperiertes Wasser und verweilen Sie darin 15 bis 30 Minuten.

Chronische Darmbeschwerden wie Verstopfung, Blähung oder Pilzbefall

Hier haben Sie die Wahl zwischen einer schnellen und einer gründlichen Version.

1) Darmreinigung mit Hilfe eines Klistiers

Wer einmal einen Einlauf gemacht hat, weiß wie angenehm dies ist. Verkrustete Stuhlgangreste werden von der Darmwand gelöst, der Stoffwechsel damit gefördert. Nehmen Sie ein Klistier, das in Apotheken oder Sanitätshäusern erhältlich ist. Füllen Sie es mit 100 ml lauwarmem Brottrunk, legen Sie sich auf die linke Seite und lassen Sie den Brottrunk durch das Klistier einlaufen. Die Einwirkungszeit sollte sein:

- 15 Minuten auf der linken Seite

- 15 Minuten auf dem Bauch

- 15 Minuten auf dem Rücken

- 15 Minuten auf der rechten Seite

Anschließend gehen Sie auf die Toilette.

2) Eine mehrwöchige Darmsanierung

Erwachsene trinken 3 x täglich 200ml Brottrunk pur oder mit Wasser verdünnt. Parallel dazu werden einmal in der Woche Einläufe durchgeführt. Füllen Sie dazu ca. 1- 1,5 Liter Wasser mit Brottrunk im Verhältnis 10:1 in einen "Irrigator", den man in Apotheken oder Sanitätshäusern erhält. Das Endstück dieses Schlauches führen Sie rektal ein. Ist die Flüssigkeit im Darm, wird sie durch eine leichte Massage tiefer in den Darm befördert. Dabei ist es gut, das Wasser so lange wie möglich im Darm zu behalten. Entleeren Sie den Darm erst, wenn der Druck zu groß wird.

Die Darmsanierung sollte man mit einer bestimmten Ernährung unterstützen, d. h.: keine Süßigkeiten, keine Limonaden oder Colagetränke, wenig tierisches Eiweiß wie Wurst, Schweinefleisch oder Hartkäse. Stattdessen ist angeraten: viel Brottrunk oder auch Zwiebelgemüse, das krankheitserregende Keime vernichten kann. Dies ist jedoch nicht geeignet als Dauertherapie.

Bei Haustieren, für ein glänzendes Fell

Mischen Sie Fermentgetreide in das Futter. Falls Sie eine Katze haben, geben Sie ihr einen Teelöffel Fermentgetreide pro Tag. Bei Hunden je nach Größe ein bis zwei Teelöffel pro Tag. Bei kleineren Tieren reicht ein halber Teelöffel.

Abb. 19

Haustiere

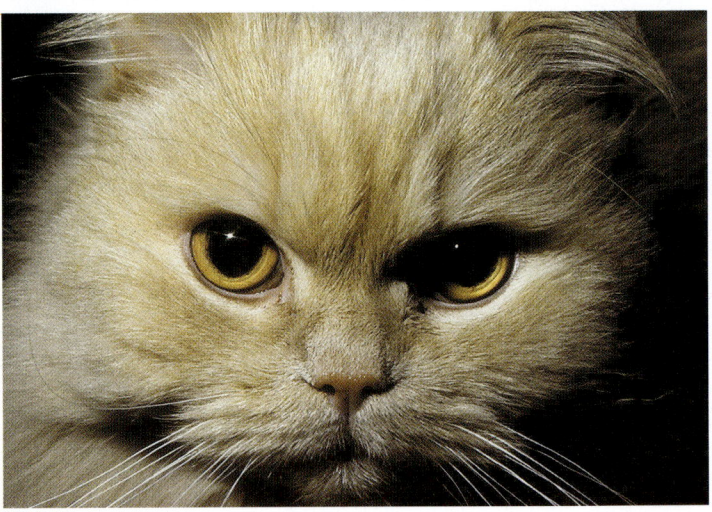

Fasten mit Brottrunk

Viele Menschen wollen fasten, um nach einer Zeit des Genusses - zum Beispiel nach der Weihnachtszeit - ein paar Pfunde zu verlieren. Fasten kann aber auch eingesetzt werden, um Beschwerden von verschiedenen Krankheiten zu lindern. Dazu gehören Stoffwechsel-störungen wie die Zuckerkrankheit, Herz- und Gefäßerkrankungen, rheumatische Erkrankungen, Krankheiten des Verdauungssystems,

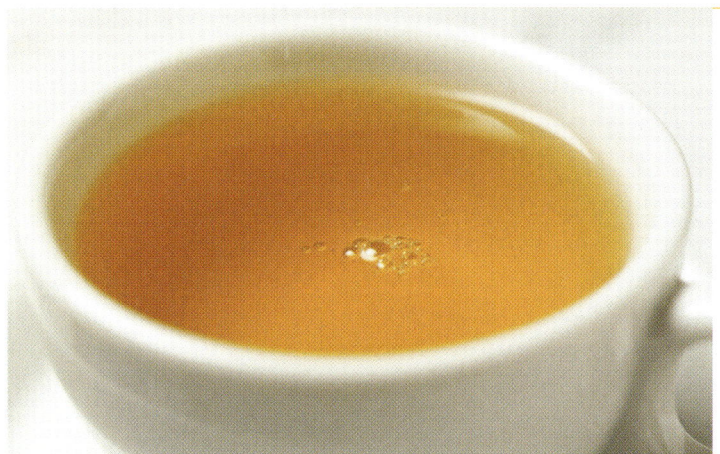

Abb. 20

Fasten mit Brottrunk

wie Verstopfung, Hauterkrankungen, wie Neurodermitis, oder starke Infektanfälligkeit.

Brottrunk eignet sich hervorragend für eine Fastenkur, da er auch unabhängig von dieser Kur auf die genannten Krankheiten bereits eine heilende Wirkung ausübt.

Für eine gesunde Fastenkur mit Brottrunk sollte man sich an folgende Schritte halten.

1. Darmreinigung

Vor Beginn des Fastens erfolgt eine komplette Darmreinigung. Dazu trinkt man etwa 20 g Glaubersalz, aufgelöst in einem Glas warmen Wasser. Es schmeckt zwar nicht besonders gut, hilft aber dabei, den Darm rasch zu entleeren.

2. Ernährung während des Fastens

Morgens: Tee und 0,2 l Brottrunk, 1 TL Fermentgetreide

Mittags: Fastensuppe (z. B. Gemüsebrühe), 0,2 l Brottrunk, 1 TL Fermentgetreide

Nachmittags: Kräuter oder Früchtetee

Abends: 1-2 Gläser verdünnten und zuckerfreien Obst- oder Gemüsesaft, 0,2 l Brottrunk, 1 TL Fermentgetreide

Nachts (vor dem Zubettgehen): 0,4 l Brottrunk, 1 TL Fermentgetreide

Wichtig ist es, während der Fastenzeit ausreichend zu trinken, möglichst 2-3 Liter leichten Tee oder Wasser (Leitungswasser, denn die deutschen Stadtwerke sind ein Garant für erstklassiges Wasser). Kaffee und schwarzer Tee sollten vermieden werden.

3. Einläufe

Der tägliche Einlauf dient der Stuhlregulierung, aber auch dem Aufbau einer gesunden Darmflora. (Vorgehen siehe oben unter "Wie nehme ich Brottrunk bei welchen Beschwerden ein?/chronische Darmbeschwerden").

4. Einreiben

Ganzkörpereinreibungen mit Brottrunk, die den ganzen Tag auf dem Körper bleiben, sind während der Fastenzeit empfehlenswert. Die Haut wird geschützt und trocknet nicht aus. Außerdem bemerken Fastende an sich manchmal einen etwas unangenehmen Geruch, der beim Fasten durch die Entgiftung des Körpers entsteht. Der frische Geruch des Brottrunks kann dem gut entgegen wirken.

5. Wickel

Nach dem Mittagessen sollten Fastende sich eine einstündige Bettruhe gönnen, um dem Körper Zeit zu geben für seine veränderte Stoffwechselarbeit. Während dieser Ruhezeit ist das Auflegen eines Leberwickels ratsam, um dadurch die Leber bei ihrer Entgiftungsarbeit zu unterstützen. Dazu wird ein mit Brottrunk angefeuchtetes Tuch auf den Oberbauch gelegt, darüber ein Handtuch und eine Wärmflasche. Entspannen, ruhen, loslassen von der sonst üblichen täglichen Anspannung sind das Wichtigste bei einer gesunden Fasten-kur.

6. Wann darf nicht gefastet werden?

Auch wenn richtig durchgeführtes Fasten eine gesunde und heilsame Angelegenheit ist, gibt es einige Fälle, in denen von einer Fastenkur abzuraten ist:

- Bei auszehrenden Krankheiten wie Krebs, Aids und Tuberkulose. Bei einer Über- oder Unterfunktion der Schilddrüse spricht im Prinzip nichts dagegen, fragen Sie aber vorsichtshalber Ihren Arzt.

- Wer an chronischen Entzündungen oder Geschwüren im Magen-Darm-Bereich leidet, sollte auf keinen Fall fasten.

- Fasten ist nicht geeignet für Personen in fortgeschrittenem Alter, insbesondere dann nicht, wenn eine starke Altersschwäche oder Abmagerungserscheinung vorliegen.

- Bei Gicht und Steinleiden kann Fasten negative Auswirkungen haben. In jedem Fall sollte ein Arzt konsultiert werden.

- Bei Pilzerkrankungen ist das Heilfasten umstritten. Einige Ärzte sind der Ansicht, dass durch das Fasten dem Pilz die Lebensgrundlage entzogen wird. Andere wiederum befürchten, dass sich der Pilz durch Fasten noch schneller verbreitet.

- Wer unter Essstörungen leidet, sollte nicht mit dem Fasten beginnen. Vielmehr sollten diese Menschen - alleine oder mit therapeutischer Hilfe - versuchen, zu einem regelmäßigen Essrhythmus zu finden.

Brottrunk oder Fermentgetreide?

Bei der Herstellung von Brottrunk entsteht auch Fermentgetreide. Beides ist gesund und sollte im Idealfall beides eingenommen werden. Beide Produkte haben ihre Vorteile.

Fermentgetreide:

- Es enthält wesentlich mehr Folsäure auf 100g als Brottrunk. Allerdings trinken Sie leichter 100 ml Brottrunk als dass Sie 100 g Fermentgetreide essen. Insofern relativiert sich dieser Vorteil.

- Fermentgetreide haben Sie - bedingt durch seine Konsistenz - wesentlich länger im Mund als Brottrunk. Durch langes Einspeicheln werden auf diese Weise bereits im Mund Enzyme freigesetzt, die im Darm wiederum bei der Verdauung helfen.

- Die Desinfektionswirkung der Milchsäurebakterien können Sie mit Fermentgetreide besonders gut nutzen: Durch langes Einspeicheln wird Entzündungen im Mund- oder Rachenraum vorgebeugt.

Brottrunk:

- Brottrunk ist besonders als morgendlicher Muntermacher günstig, da er, bedingt durch seine flüssige Form, leichter einzunehmen ist als Fermentgetreide und die Verdauung in Schwung bringt.

- Ein Glas Brottrunk ist im Geschmack weniger sauer als ein Teelöffel Fermentgetreide. Außerdem kann Brottrunk gut verdünnt werden.

- Mit Brottrunk nehmen Sie gleichzeitig Flüssigkeit zu sich. Da wir täglich ewa 2 Liter trinken sollen, bei Sport und an heißen Tagen entsprechend mehr, hilft Brottrunk dieses "Trinksoll" zu erreichen.

Die beste Anwendung ist eine Kombination aus beiden: Geben Sie in Ihr Glas Brottrunk ein bis zwei Teelöffel Fermentgetreide, und essen Sie zusätzlich über den Tag verteilt weitere 2 TL Fermentgetreide. Dies können Sie z. B. in Suppen, Salate oder Soßen streuen. So haben Sie eine optimale Wirkung.

Wie anfällig sind Sie für eine Übersäuerung?

Checken Sie Ihre Gesundheit: Wie sauer oder basisch ist Ihre Lebensweise? Beantworten Sie die folgenden Fragen mit Ja oder Nein.

	ja	nein
Essen Sie viel Eiweiß (z.B. Fleisch, Fisch, Nüsse, Getreide)?		
Trinken Sie wenig Brottrunk oder andere vergorene Produkte?		
Trinken Sie viel Kaffee, Cola oder Schwarztee?		
Haben Sie wenig Zeit für Ihre Mahlzeiten?		
Essen Sie schnell und unregelmäßig?		
Können Sie von Süßem nicht genug bekommen?		
Trinken Sie weniger als 2 Liter Flüssigkeit am Tag? (Keinen Schwarztee und Kaffee)		
Haben Sie einen stressigen Beruf?		
Trinken Sie häufig Alkohol?		
Sind Sie ein Sportmuffel?		

Auswertung:

Haben Sie mehr als vier Fragen mit Ja beantwortet? Dann sollten Sie sich überlegen, auf eine basenreichere Kost und Lebensweise umzusteigen. Ihre Gesundheit wird es Ihnen danken. Einige Tipps, die Ihnen den Umstieg erleichtern, finden Sie hier.

Service

Abb. 21

*Tipps zur
Entsäuerung des
Körpers*

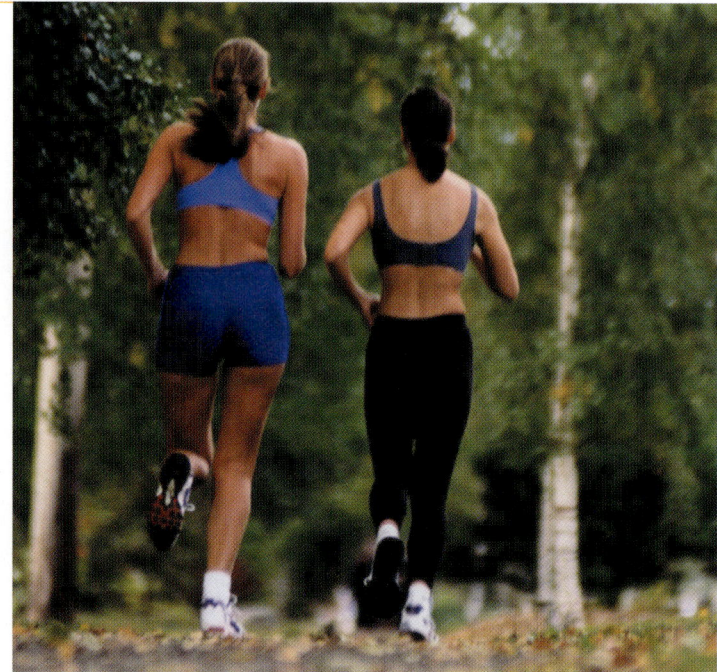

Tipps zur Entsäuerung des Körpers

- Trinken Sie regelmäßig Brottrunk, am besten je ein Glas zu den Mahlzeiten.

- Treiben Sie regelmäßig Sport und achten Sie dabei auf die richtige Atmung. Durch tiefes Ausatmen atmen Sie überschüssige Säure ab.

- Essen Sie langsam und speicheln Sie die Nahrung gut ein. Dadurch werden auch leicht saure Lebensmittel basisch aufbereitet.

- Trinken Sie viel, vor allem Kräutertees und Wasser, auch Leitungswasser. Dadurch wird die Durchblutung angeregt und die Säure aus dem Körper geschwemmt.

- Essen Sie abends keine Rohkost! Diese bleibt über Nacht im Darm liegen und bildet durch die Gärung wieder Säuren

Service

Mit Hilfe dieser Übersicht können Sie sich informieren, welche Lebensmittel für eine basisch orientierte Ernährung geeignet sind.

Nahrungs-mittel	basisch			neutral	sauer		
	stark	mittel	schwach		schwach	mittel	stark
Getreide Hülsenfrüchte		getrocknete weiße Bohnen Topinambur	frische weiße Bohnen grüne Erbsen		Hirse, Hafer Mais- und Reisstärke Cornflakes getrocknete Erbsen	Kommiss-, Weiß- und Knäckebrot Roggen-, Weizen-, Graubrot Weizen Gerste Reis Roggen Teigwaren Weizen-graupen	
Früchte Gemüse Samen Kräuter	Dill Löwenzahn Spinat getrocknete Früchte (Rosinen, Feigen, Datteln, Bananen) Oliven Melasse	Gurken Kartoffeln Kohlrabi Lauch Kopfsalat Sellerie Karotten rote Bete Chicorée Zuckerrübe Esskastanie Schnitt-lauch zahlreiche Gewürz-kräuter	Kohl (außer Rosenkohl) Meerret-tich Paprika, Endivien Radieschen schwarzer Rettich Schwarz-wurzeln Wasser-melone Zwiebeln Knoblauch Pilze, Äpfel Birnen Beeren Steinobst Ananas Bananen	frische Walnüsse	Preisel-beeren Artischok-ken Haselnüsse Mandeln	Rosenkohl gelagerte Walnüsse	Erdnüsse Paranüsse

Nahrungs-mittel	basisch			neutral	sauer		
	stark	mittel	schwach		schwach	mittel	stark
Milch Milchprodukte		Butter-milch Molke Joghurt Kuh-, Schafs-, Ziegen-milch Sahne		Camem-bert Emmen-taler Limburger Parmesan Rahmkäse	Quark von mager bis 40% fett Handkäse		
Fisch				Kabeljau	Aal Forelle Flunder Heilbutt Hummer Seelachs Hecht Rotzunge Schleie	Schellfisch Zander	
Fleisch Ei		Eidotter		Eiklar Kalb gekocht Hammel Hase Kaninchen Schwein	Ente Huhn Kalb gebraten Reh Hirsch Rind		
Fette			naturbelas-sene Fette Öle Butter	Schweine-schmalz	Kokosfett gehärtete Fette		
Weiteres			Wasser		Zucker Süßig-keiten Weißmehl-produkte Kaffee Limonade Alkohol	Honig	

Tabelle mit freundlicher Genehmigung entnommen aus:
Bachmann, Das pfiffige Kochbuch zur Säure-Basen-Balance, Trias Verlag, 2000

Gut gekaut ist halb verdaut

Viele Darmprobleme entstehen durch falsches Essen und wenig Bewegung. Wer kennt das nicht: Wir sind im Stress, schlingen rasch etwas hinunter, meist etwas Süßes, und arbeiten dann weiter. Abends stürzen wir uns halb verhungert auf eine Pizza oder irgendein Fertiggericht, setzen uns vor den Fernseher und fallen anschließend ins Bett. Kein Wunder, dass der Darm auf Dauer streikt. Mit den folgenden Regeln können Sie Ihren Darm in seiner Arbeit unterstützen.

Kauen: Die Verdauung beginnt mit Hilfe der Enzyme aus dem Speichel bereits im Mund. Wenn die Speisen hier gründlich zerkleinert werden, ist die weitere Verarbeitung in den tieferen Abschnitten des Magen-Darm-Traktes erleichtert. Je besser verdaut

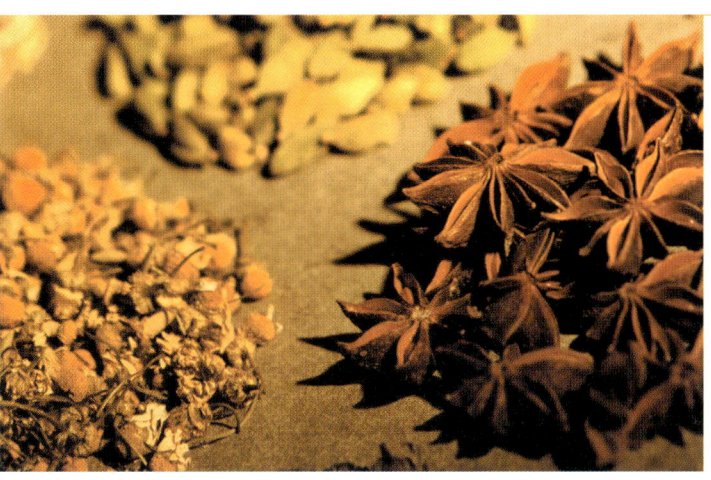

Abb. 22

Gut gekaut ist halb verdaut

wird, desto leichter werden die Bestandteile aus dem Darm ins Blut aufgenommen und desto weniger Reste bleiben für das Wachstum schädlicher Bakterien. Was man beim Kauen versäumt hat, kann der Magen nicht mehr nachholen. Deshalb gilt: "Gut gekaut ist halb verdaut".

Geregelte Mahlzeiten: Fünf kleine Mahlzeiten sind besser als drei große. So kommt der Darm nicht aus der Übung und man isst nicht zu viel auf einmal. Morgens kann man den Darm mit einem Glas lauwarmem Wasser oder Brottrunk auf nüchternen Magen wecken.

Zeit: Nicht nur das Was, auch das Wie spielt beim verdauungsfreundlichen Essen eine Rolle. Konzentrieren Sie sich auf Ihr Essen und vor allem: Lassen Sie sich Zeit! Das ist nicht nur gesünder, sondern beruhigt auch noch die Psyche. Und noch ein Tipp: Appetitlich angerichtete Speisen machen wesentlich mehr Spaß als eine lieblos aufgetaute Pizza.

Beobachtung: Achten Sie auf die Signale Ihres Darms. Wenn der Darm Ihnen signalisiert, sich entleeren zu wollen, geben Sie ihm nach. Am besten nehmen Sie sich jeden Morgen eine Viertelstunde Zeit, um den Darm zu entleeren. Er gewöhnt sich an diesen Rhythmus.

Kleine Helfer: Brottrunk unterstützt die Verdauung auf natürliche Weise und regt die Darmbewegung an. Auch Kräuter sind gute Verdauungshelfer, ebenso Gewürze wie Koriander, Fenchel, Anis und Kümmel.

Sport: Treiben Sie regelmäßig Sport. Regelmäßige Bewegung hilft dem Darm auf die Sprünge, schon ein täglicher Spaziergang von einer halben Stunde lässt ihn aktiver werden: Für welche Sportart Sie sich entscheiden, ist in erster Linie Geschmackssache. Besonders hilfreich sind Sportarten, welche die Bauch- und Beckenbodenmuskulatur trainieren. Neben einer speziellen Gymnastik eignen sich besonders Schwimmen, Radfahren, Tischtennis, Skilaufen, Tanzen und Reiten.

Massage: Eine Bauchmassage kann die Verdauung anregen. Die beste Zeit ist gleich nach dem Aufwachen noch im Bett. Kreisen Sie mit beiden flach übereinander gelegten Händen mehrmals im Uhrzeigersinn über den Bauch. Diese sanfte Massage hilft bereits Säuglingen, wenn sie Blähungen haben.

Kleine Vitamin- und Spurenelementkunde

Brottrunk enthält viele lebenswichtige Inhaltsstoffe. Was sie im Körper bewirken, wie hoch der Tagesbedarf ist und was passiert, wenn sie nicht ausreichend vorhanden sind, können Sie in den folgenden Tabellen nachlesen.

Vitamine

Vitamin	Funktion	Vorkommen	Mangelerscheinung	Tagesbedarf
Vitamin A	Wichtig für den Sehvorgang, den Eiweißstoffwechsel und das Skelettwachstum	Butter, Milch, Käse, Leber, Seefisch. Die Vorstufe Provitamin A (Carotin) ist in Gemüse und Obst enthalten.	Nachtblindheit, Haut- und Knochenschäden	1,0 - 1,5 mg
Vitamin E	Immunabwehr Zellschutz	Pflanzliche Öle, Getreide, Keime und Saaten	Kommen nicht vor	ca. 12 - 15 mg
Vitamin D	Knochenbildung, Transport von Calcium und Phosphor. Vitamin D kann mit Hilfe von Sonnenlicht vom Körper selbst hergestellt werden.	Als Vitamin-D-Vorstufen in Lachs, Sardinen, Lebertran und pflanzlichen Nahrungsmitteln	Störungen im Knochen- und Kalziumstoffwechsel, Rachitis	0,05 mg
Vitamin K	Förderung der Blutgerinnung	Vitamin K1 ist in Pflanzen enthalten, wird aber auch von unseren Darmbakterien selbst hergestellt.	Blutgerinnungsstörungen	1 mg

Vitamin	Funktion	Vorkommen	Mangelerscheinung	Tagesbedarf
Vitamin B$_1$	Wichtig für Energiestoffwechsel, Herz- und Nervenfunktion	Brot, Getreideprodukte, Kartoffeln, Hülsenfrüchte	Muskelschwund, Appetitlosigkeit, neurologische Störungen	1- 2 mg
Vitamin B$_2$	Wichtig für den gesamten Stoffwechsel und die Hormonproduktion	Milchprodukte, Brot, Eier, Hefe, Leber	(selten) Entzündungen der Haut und Schleimhaut, Blutarmut	1,5 - 2 mg
Vitamin B$_6$	Wichtig für den gesamten Stoffwechsel und die enzymatischen Prozesse, insbesondere den Aminosäurestoffwechsel	Hefe, Körnerfrüchte, Bananen, Brot, grünes Gemüse	(selten) neurologische Störungen	2 mg
Niazin	Wichtig für den Stoffwechsel und die Leberfunktion	Nüsse, Hefe, Eier, Milch, Fisch	Hautentzündungen, Verdauungsstörungen, geistige Degeneration	15-20 mg
Vitamin B$_{12}$	Wichtig zur Bildung der roten Blutkörperchen, Einfluss auf den Eiweißstoffwechsel	Milch, Käse, Leber, Fisch, Muskelfleisch	Blutarmut, Schädigung des Nervensystems	5- 10 µg

Vitamin	Funktion	Vorkommen	Mangelerscheinung	Tagesbedarf
Vitamin C	Beteiligt am Aufbau von Bindegewebe und Hormonen, Wundheilung, Erkältungsschutz, Fänger freier Radikale	Obst, Gemüse, Salat, Kräuter	Erschöpfung, schlechte Wundheilung, Infektanfälligkeit	75 mg
Folsäure	Wichtig für die Blutbildung und Zellteilung	Blattgemüse, Spinat, Getreideprodukte, Spargel	Durchfälle, Blutarmut, Gewichtsverlust	Ca. 0,1 mg
Biotin	Wichtig bei Aminosäureabbau und Fettsäurebiosynthese. Wird auch von den Darmbakterien produziert	Hefe, Eigelb, Haferflocken, Nüsse	Dermatitis, Appetitlosigkeit, Mattigkeit	2 mg
Pantothensäure	Wichtig für den gesamten Stoffwechsel	Tierische Nahrungsmittel, Hefe, Getreide, grünes Gemüse	Nicht bekannt	10 mg

Seite 97 = fettlösliche Vitamine
Seiten 98, 99 = wasserlösliche Vitamine

Mineralstoffe und Spurenelemente

Mengen/ Spurenelement	Funktion	Vorkommen	Mangelerscheinung	Tagesbedarf
Natrium	Wichtig für Muskeln und Nerven und den Wasserhaushalt	kochsalzhaltige Nahrungsmittel und Mineralwasser	Übelkeit, Verwirrung, Krämpfe	2 g
Chlorid	Ähnlich wie Natrium wichtig für den Wasserhaushalt und Säure-Basen-Haushalt	Salzhaltige Lebensmittel	Muskelschwäche, Verschiebung des Säure-Basen-Gleichgewichts,	3 g
Kalium	Wichtig für die Weiterleitung von Nervenimpulsen und für Muskelkontraktion	Gemüse, Brot, Nüsse, Bananen, Kartoffeln, Pilze	Herzfunktionsstörungen, Muskelschwäche	2 - 4 g
Kalzium	Bestandteil von Knochen und Zähnen. Wichtig für Reizübertragung, Muskelfunktion und Blutgerinnung	Milchprodukte, Brot	Muskelkrämpfe, Osteoporose	800-900 mg

Mengen/ Spuren- element	Funktion	Vorkommen	Mangel- erscheinung	Tagesbedarf
Magnesium	Bestandteil vieler Enzyme. Wichtig für Muskelkontrak- tion und Reiz- übertragung	Brot, Getreide- produkte, Nüsse, Milch, Beeren, Kartoffeln	Muskelkrämpfe, Wadenkrämpfe, Kribbeln und Taubheits- gefühle	300- 350 mg
Phosphor	Wichtig für Knochenaufbau. Bestandteil von Knochen und Zähnen	In allen Lebens- mitteln	Schwächegefühl	1300 mg
Eisen	Wichtig für Sauerstoff- transport im Blut, Baustein für Enzyme	Gemüse, Hülsen- früchte, Brot	Infektanfällig- keit, sinkende Leistungsfähig- keit	10- 15 mg
Zink	Wichtig als Bestandteil von Enzymen und Hormonen und für die Wund- heilung	Brot, Milch, Ge- müse, Haferflok- ken, Innereien, Fisch	Antriebslosig- keit, Hautstö- rungen, Infekt- anfälligkeit, Entwicklungs- störungen	5 - 10 mg

Service

Mengen/ Spuren-element	Funktion	Vorkommen	Mangel-erscheinung	Tagesbedarf
Mangan	Wichtig als Aktivator für Enzyme	Brot, Getreide, Hülsenfrüchte	Sterilität, Knochenmiss-bildungen	Ca. 2-5 mg
Kupfer	Wichtig als Be-standteil von Enzymen, beim Aufbau von Bindegewebe, bei der Energie-gewinnung	Nüsse, Kakao, Fisch, Gemüse	Wachstums-störungen, Osteoporose, gestörtes Blut-bild	1,5 - 3,0 mg
Selen	Wichtig für das Sehvermögen, die Herz-funktion und als Antioxidans bei der Abwehr freier Radikale	Getreide, Hülsenfrüchte, Leber, Fleisch	Störungen des Immunsystems, Hautkrank-heiten	20 - 100 µg

Mengenelemente: Natrium, Chlorid, Kalium, Kalzium, Magnesium, Phosphor
Spurenelemente:Eisen, Zink, Mangan, Kupfer, Selen

Brottrunk auch im Garten

Ähnlich wie im menschlichen Organismus kann Brottrunk auch in der Natur dazu beitragen, das Gleichgewicht wiederherzustellen. Milchsäurebakterien können Bodennährstoffe aufschließen und diese an die Pflanzen weitergeben. Dadurch werden diese nicht nur gesünder und kräftiger, sondern außerdem vor Läusen und Pilzbefall

Abb. 23

Brottrunk auch im Garten

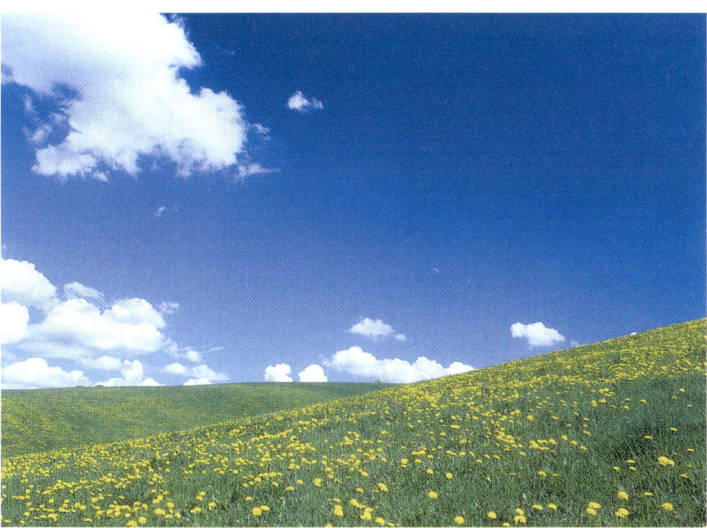

besser geschützt. Hier finden Sie einige Tipps, wie Sie Brottrunk in Ihrem Garten einsetzen können.

- Gießen bzw. besprühen Sie mehrmals im Jahr Bäume, Sträucher und den gesamten Boden mit einer Mischung aus 1 Liter "Fermentgetreide Flüssig" (eine Mischung aus Brottrunk und Fermentgetreide) und 10 Litern Wasser. Dies dient der Bodenverbesserung und der besseren Nahrungsaufnahme der Pflanzen.

- Für die Herstellung eines guten Kompostes geben Sie 1 Liter "Fermentgetreide Flüssig" zusammen mit 10 Litern Wasser in eine Gießkanne und gießen Sie die Mischung mit einer großen Tülle über den Kompost. Dadurch wird der Kompost schneller reif, schädliche Substanzen werden abgebaut. Der Kompost wird pflanzenverträglicher.

Service

Fitnessdrinks mit Brottrunk

Damit Brottrunk langfristig hilft, sollte er täglich und regelmäßig getrunken werden. Zugegebenermaßen ist er jedoch nicht unbedingt der reine Genuss, und es ist durchaus verständlich, wenn jemand Probleme hat, täglich ein bis drei Gläser davon zu trinken. Hier finden Sie einige Vorschläge, wie Sie aus Brottrunk und anderen Zutaten einen leckeren Fitnessdrink mixen können.

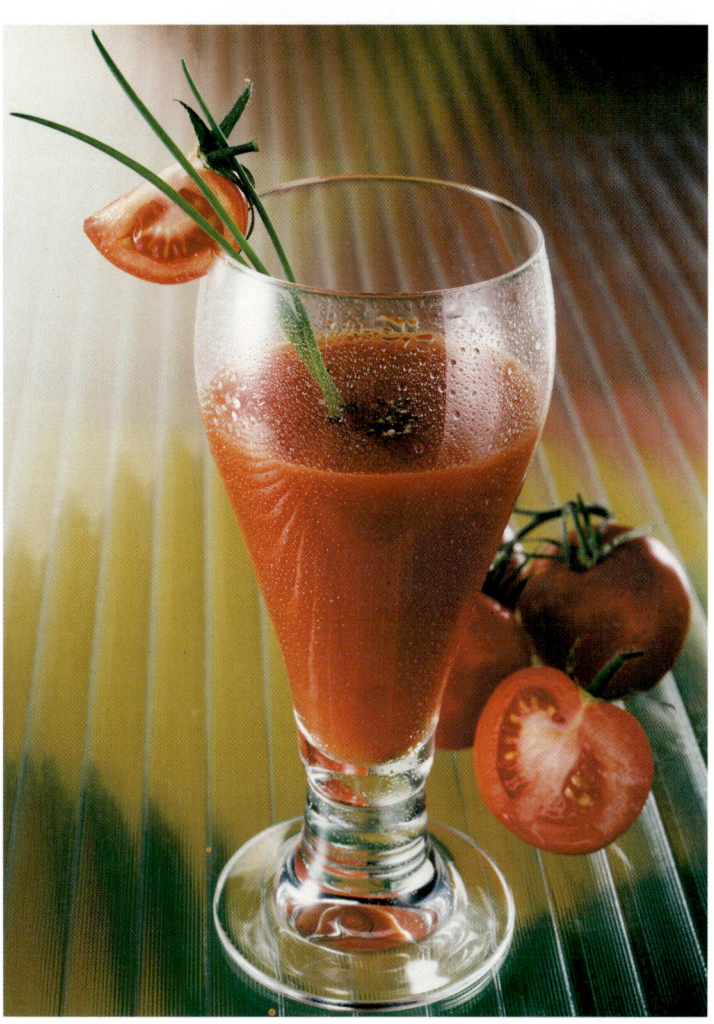

Fitnessdrink

0,1 l Brottrunk
0,1 l Karottensaft
2 TL Enzym-Fermentgetreide
Schnittlauch
Brottrunk mit Karottensaft und Fermentgetreide vermixen. Mit Schnittlauch garnieren. Kühl trinken.

Vitamindrink

0,15 l Gemüsesaft
0,1 l Brottrunk
Gemüsesaft mit Brottrunk verquirlen, eventuell mit Pfeffer würzen.

Methusalem

0,1 l Brottrunk
0,1 l Rote-Beete-Saft
1 Prise Muskat
Brottrunk mit Rote-Beete-Saft vermixen und mit Muskat abschmekken. Kühl servieren.

Vitaldrink mit Brottrunk

(für 2 Personen)

0,2 l Kanne Brottrunk
0,2 l Karottensaft
1-2 TL Honig
Petersilie zum Garnieren
Brottrunk mit dem Karottensaft verquirlen und mit Honig abschmecken. Gut gekühlt in Gläsern mit Kräuterrand servieren.

Service

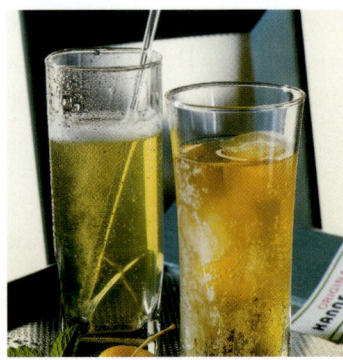

Brottrunk mit Apfelsaft

0,1 l Brottrunk
0,1 l Apfelsaft
Wasser oder Mineralwasser

Brottrunk mit Apfelsaft mischen, in ein Glas füllen und mit etwas Wasser oder Mineralwasser auffüllen.

Gesunder Genuss: Rezepte mit Brottrunk

Gute Ernährung gehört zu den Grundlagen unserer Gesundheit. Hier finden Sie einige Tipps, wie Sie Brottrunk problemlos in Ihre täglichen Mahlzeiten integrieren können.

Gesundheitsfrühstück

(Rezept für eine Person)

50g Haferflocken
2 TL Enzym-Fermentgetreide
150g Kompottobst (z.B. Pflaumen, Pfirsiche Mirabellen)
100g Joghurt
Honig
1 Scheibe Pumpernickel
10g Butter
20g Zuckerrübensirup
0,2 l Brottrunk

Die Haferflocken mit dem Fermentgetreide mischen und in

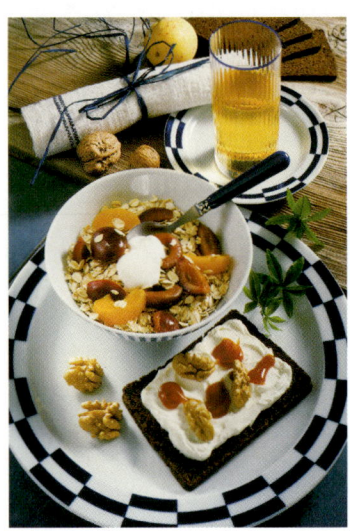

einen tiefen Teller geben. Das Kompottobst und den Joghurt dazugeben. Je nach Geschmack mit Honig süßen. Den Pumpernickel buttern und mit Zuckerrübensirup bestreichen. Dazu ein Glas Brottrunk trinken.

Frischer Sellerie-Möhren-Aufstrich

(Rezept für vier Personen)

50g Bleichsellerie
1 kleine Möhre
1/2 Apfel
2 EL Enzym-Fermentgetreide
2 EL Brottrunk
1 EL Rosinen
Salz, Pfeffer, Muskat

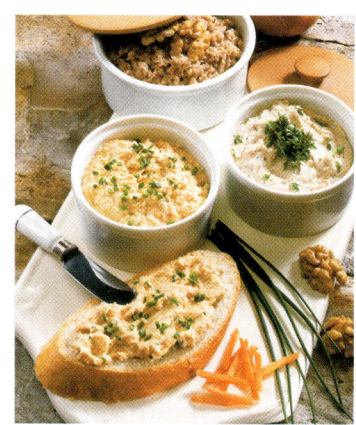

Sellerie, Möhren und Äpfel fein raspeln. Mit dem Fermentgetreide, dem Brottrunk und den Rosinen pürieren. Mit den Gewürzen abschmecken, in ein Schälchen füllen und zu Pumpernickel servieren.

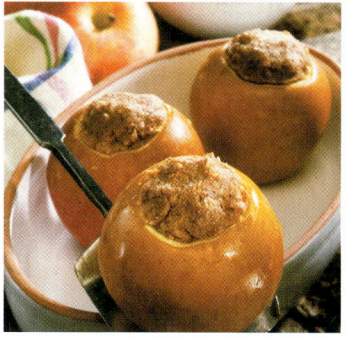

Bratapfel mit Rübenkraut

(Rezept für eine Person)

1 säuerlicher Apfel
10g Enzym-Fermentgetreide
15g gemahlene Haselnüsse
1 EL Brottrunk
1 TL Rübenkraut
Zimt

Das Fermentgetreide in einer Schüssel mit den gemahlenen Haselnüssen und dem Brottrunk vermengen. Mit Rübenkraut süßen und mit Zimt abschmecken. Apfel ausstechen, mit der Masse füllen und auf Backpapier setzen. Im vorgeheizten Ofen bei 180-200 Grad ca. 20 Minuten backen.

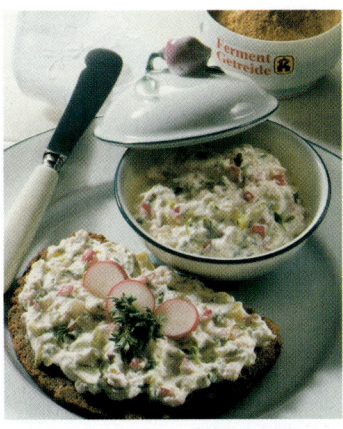

Kressequark mit Enzym-Fermentgetreide

(Rezept für vier Personen)

1 Schälchen Kresse
3 Salzgurken
1 Bund Radieschen
2 EL Enzym-Fermentgetreide
2 EL Brottrunk
250g Quark
Salz, Paprika, weißer Pfeffer

Kresse und Radieschen waschen, die Kresse klein hacken, Gurken und Radieschen fein würfeln. Mit Brottrunk, Fermentgetreide und Quark verrühren und anschließend mit den Gewürzen abschmecken.

Gemüsesalat mit Kräutersauce

(Rezept für vier Personen)

4 EL Haferkörner
verschiedene milchsauer
eingelegte Gemüse wie:
250g Blumenkohl
1 gelbe Paprikaschote
1 rote Paprikaschote
1 kleiner Kohlrabi
200g Weißkraut
2 Möhren
Basilikum

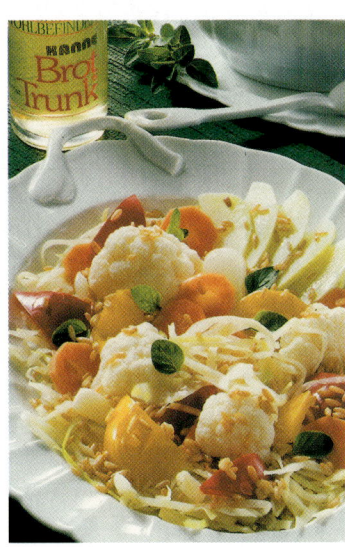

200g Sauerrahm
5-6 EL Brottrunk
2 EL Enzym-Fermentgetreide
frische Kräuter
Salz, Pfeffer

Haferkörner weich kochen. Das milchsauer eingelegte Gemüse auf einen Teller anrichten und mit Haferkörner bestreuen. Mit Basilikum garnieren. Den Sauerrahm in einer Schüssel mit Brottrunk und Fermentgetreide verrühren. Die frischen Kräuter fein hacken, untermischen und pikant abschmecken. Als Kräutersauce zum Gemüse reichen.

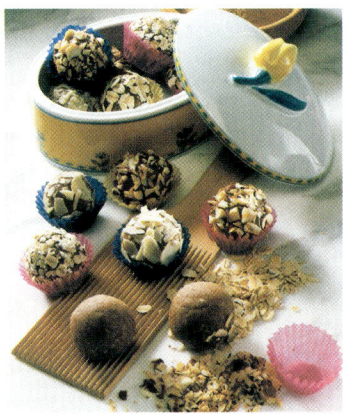

Fermentgetreide-Konfekt mit Mandeln

140g Honig
120g Fermentgetreide
50g gemahlene Mandeln
1 EL Brottrunk
20g Haferflocken
25g gehobelte und geröstete Mandeln
25g gehobelte Haselnüsse

Fermentgetreide mit den gemahlenen Mandeln, dem Honig und dem Brottrunk gut durchkneten und daraus 20 gleichgroße Kugeln formen. Die Kugeln in Haferflocken, gehobelten Mandeln und Haselnüssen wälzen.

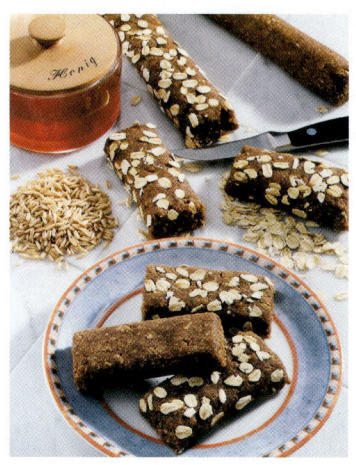

Selbstgebackene Energieriegel

(ergibt 12 Riegel)

125g Fermentgetreide
125g Honig
60g Rübenkraut
0,1 l Brottrunk
50g Hafer
100g kernige Haferflocken
40g gemahlene Haselnüsse

Hafer 20 Minuten weich kochen. In einer Schüssel Fermentgetreide mit Honig und Rübenkraut vermengen. Brottrunk dazugeben. Den gekochten Hafer, 80g Haferflocken und die gemahlenen Nüsse unterheben und alles gut durchkneten. Aus der Masse 12 Riegel à ca. 50 g formen, in den restlichen Haferflocken wälzen und auf Backpapier setzen. Im vorgeheizten Ofen bei 180-200 Grad 12-15 Minuten bakken.

Gemüse milchsauer einlegen

(Rezept reicht für drei Gläser)

1 bis 1,5 Liter Salzwasser (15g Salz pro Liter)
1 kleiner Weißkohl
12 Wacholderbeeren
6 Lorbeerblätter
6 EL Brottrunk

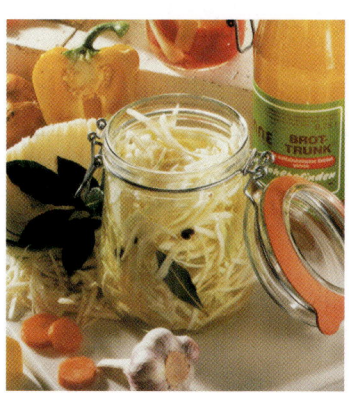

Salzwasser aufkochen und abkühlen lassen. Inzwischen den Weißkohl grob raspeln und in Weckgläser (Einmachgläser, die mit einem

Gummiring abgedichtet sind) füllen, Wacholderbeeren und Lorbeer-blätter zugeben. Die Gefäße mit dem abgekühlten Salzwasser auf-füllen, pro Glas 2 EL Brottrunk beigeben und das Gefäß verschließen. Etwa drei Wochen lang gären lassen, dann können Sie Ihr selbst ge-machtes milchsaures Gemüse genießen.

Nach diesem Rezept können Sie aber auch andere Gemüsesorten milchsauer einmachen:

Paprikagemüse

1 rote Paprikaschote
1 gelbe Paprikaschote
1 Frühlingszwiebel
Salzwasser
Brottrunk

Eingelegter Blumenkohl

200g Blumenkohl
1 Frühlingszwiebel
1 Möhre
Salzwasser

Bezugsquellen von Brottrunk

Brottrunk gibt es trinkfertig zu kaufen. Es gibt ihn oder auch das Fermentgetreide in Bioläden, Reformhäusern und in verschiedenen Drogeriemärkten. Kanne Brottrunk und Fermentgetreide kann man auch bei der Firma Kanne direkt bestellen.

Adressen

- **Internetadressen:**

Bundesverband Neurodermitiskranker in Deutschland e.V.
www.neurodermitis.net

Deutscher Allergie- und Asthmabund e.V.
www.daab.de

Deutsche Candida Hilfe e.V. (DCH)
www.candida.de

- **Fachkliniken, in denen Brottrunk zur Anwendung kommt:**

Klinik Haus Bruneck
Gräfin-Schlippenbach-Weg 16
83708 Kreuth/Tegernsee
Tel.: 0561/3108-0

Gisunt - Gesellschaft für präventive Medizin
Hermann-Ehlers-Str. 3
26386 Wilhelmshaven
Tel.: 04421/75566 0

Service

Tannenhof Klinik
Gartenstr. 15
78073 Bad Dürrheim
Tel.: 07726/9300

Habichtswald Klinik
Wigandstr. 1
34131 Kassel
Tel.: 0561/3108 0

Gesellschaft für Biologische Krebsabwehr e. V.
Hauptstr. 44
69015 Heidelberg
Tel.: 06221/13 80 20

Nützliche Bücher zum Thema Brottrunk und Ernährung

Dr. med. Peter Scholz: Brottrunk - Gesundheit aus dem Getreidekorn. Fit fürs Leben Verlag, 2001

Dieter Ulrich: Die Heilkräfte des Brottrunks. Kranke berichten, wie ihnen geholfen wurde. Deni druck und Verlag GmbH, 2002

Ralf Moll: Brottrunk - Der Natursaft für Stoffwechsel und Verdauung. Econ Verlag, 2001

Erich Rauch: Die Darmreinigung nach Dr. med. F. X. Mayr. Wie Sie richtig entschlacken, entgiften und entsäuern. Karl F. Haug Verlag, 2001

Erich Rauch: Die F. X. Mayr-Kur und danach gesünder Leben.So entschlacken Sie richtig und findenden Weg zur optimalen Ernährung. Karl F. Haug Verlag, 2001

Service

Glossar

Allergene: Ein Stoff, der im Körper eine allergische Reaktion auslöst. Viele Eiweißstoffe, z.B. aus der Kuhmilch, dem Hühnerei oder aus Nüssen, aber auch Pollen, Staub, Bestandteile von Erdbeeren und Tomaten sind für viele Menschen allergieauslösend.

Antikörper: Spezifische Abwehrzellen (Immunglobuline), die von den Zellen der Immunabwehr als Reaktion auf ein Antigen gebildet werden.

Antioxidantien: Verschiedene Stoffe wie Vitamin A, C, E , Zink und Selen. Diese können freie Radikale einfangen und neutralisieren, bevor sie ins Zellinnere gelangen können.

Bakterien: Kleinstlebewesen, die sich selbstständig vermehren können. Bakterien können für den Menschen krankheitserregend (pathogen) oder völlig ungefährlich sein.

Ballaststoffe: Unverdauliche Nahrungsbestandteile, welche die Darmbewegung anregen und so den Transport des Darminhalts fördern. Ballaststoffe sind nur in pflanzlichen Lebensmitteln enthalten.

Candida albicans: der Soorpilz. Eine Pilzart, welche die Haut und Schleimhäute des Menschen befallen kann, z. B. bei Minderung der körpereigenen Abwehr, aber auch bei Störungen der Hautfeuchtigkeit und des pH-Wertes.

Cholesterin: Dies ist ein Lipoid, das im gesamten menschlichen Organismus frei und in Form von Cholesterinestern vorkommt. Es stellt die Vorstufe der Gallensäuren und der Steroidhormone dar, ist ein wesentlicher Bestandteil der Zellmembran und der Myelinscheide von Nervenzellen.

Cortison: Hormon, das in der Nebennierenrinde gebildet wird. Es hat im Körper wichtige Aufgaben, z.B. blockiert es entzündliche

Prozesse unabhängig von der Ursache. Eine Behandlung mit Cortison kann sehr hilfreich sein, hat aber u. U. einige unerwünschte Nebenwirkungen wie Gewichtszunahme oder Infektanfälligkeit. Die Nebenwirkungen hängen ab von Dauer und Dosis der Cortisongabe.

Diabetes-Diät: Dies ist Grundlage der Diabetestherapie. Sie sieht eine individuell festgesetzte Menge an Nahrungsfett, -eiweiß und Kohlenhydraten vor. Wichtig ist vor allem die Berechnung Kohlenhydrate (BE) für die Blutzuckereinstellung, besonders bei Insulin-Therapie.

Dysbiose: Das Fehlen von bestimmten Bakterienkulturen im Darm, so dass das Gleichgewicht zwischen nützlichen und krankheitserregenden gestört ist. Das optimale Vorhandensein des gesamten Keimspektrums bezeichnet man als Symbiose.

Enzyme: Für den Stoffwechsel aller Organismen unentbehrliche Eiweißkörper. Sie können die für die biochemischen Vorgänge notwendige Aktivierungsenergie herabsetzen und somit Stoffwechselvorgänge ermöglichen, beschleunigen und in eine gewünschte Richtung ablaufen lassen. Weil sie sich dabei selbst nicht verändern, werden sie auch als Biokatalysatoren bezeichnet.

Erythrozyten: Rote Blutkörperchen, welche die Aufgabe haben, den Sauerstoff im Körper zu transportieren.

Fettsäuren: Organische Säuren, die Bestandteil von Fetten sind. Man unterscheidet gesättigte von ungesättigten Fettsäuren. Gesättigte Fettsäuren kommen hauptsächlich in tierischen Fetten vor. Ungesättigte Fettsäuren sind in Pflanzen- und Fischölen zu finden.

Freie Radikale: Freie Radikale sind Sauerstoffverbindungen, die im Körper gebildet werden. Diese Moleküle suchen nach einer Verbindung, dabei greifen sie die Zellmembran an, zerstören Eiweißstrukturen oder verändern sogar die Erbsubstanz.

Service

Gärung: Auch Fermentation genannt. Der Abbau von Zucker (Glukose), der unter Luftausschluss von Mikroorganismen (Bakterien, Pilze oder Schimmelpilze) durchgeführt wird. Neben Hefen können auch verschiedene Bakterien zuckerhaltige Substrate wie Getreide, Kartoffeln oder Zuckerrüben vergären. Bei der Gärung kann Alkohol, Essig oder Milchsäure entstehen.

Glukose: Ein Zucker, der zu den Einfachzuckern gehört. Die Glukose kommt im Honig und im Saft vieler Früchte vor, so beispielsweise in den Weintrauben; daher wird sie auch Traubenzucker genannt. Glukose ist auch im Blut enthalten.

Harnsäure: Natürliches Stoffwechselprodukt des Körpers. Harnsäure entsteht aus Purinen, das ist die chemische Bezeichnung für bestimmte Nahrungsinhaltsstoffe. Werden dem Körper mit einem hohen Verzehr tierischer und eiweißreicher Lebensmittel zu viele Purine zugeführt, klettert der Harnsäurespiegel über die Norm. Folge eines dauerhaft überhöhten Harnsäurespiegels sind Gicht und Nierenerkrankungen.

Harnzucker: Ab einer bestimmten Blutzuckerkonzentration (> 9 mmol/l) wird Glukose mit dem Harn ausgeschieden, der dann etwas süß schmeckt. Daher stammt auch der aus dem Griechischen kommende Name Diabetes mellitus, "honigsüßer Durchfluss".

Histamin: Ein Gewebshormon, das bei allergischen Reaktionen freigesetzt wird und Schwellungen und Juckreiz auslöst.

Immunglobuline: Auch Antikörper genannt. Dies sind Eiweißkörper, die sich nach einem Kontakt mit eingedrungenen Bakterien oder Viren bilden und so das Immunsystem vor Krankheitserregern schützen. Sie unterscheiden sich in Aufbau und Funktion voneinander und werden in fünf Klassen eingeteilt. Jede dieser Klassen wird mit einem Buchstaben bezeichnet. Man spricht von Ig (für Immunglobulin)G, IgA, IgM, IgD und IgE.

Kohlehydrate: Energielieferanten, die aus Kohlenstoff und Wasser bestehen. Die wichtigsten Kohlehydrate sind Stärke und Zucker. Wichtigste Lieferanten sind Brot- und Getreideprodukte.

Kolibakterien: Escherichia coli. Bakterienart, die Bestandteil einer natürlichen Darmflora ist. Außerhalb des Darmes wirkt das Bakterium allerdings krankheitserregend (vor allem Scheiden- und Harnwegsinfektionen).

Linolsäure: Ungesättigte, essentielle, das heißt lebensnotwendige Fettsäure, die hauptsächlich im Leinöl, aber auch in vielen anderen pflanzlichen und tierischen Ölen und Fetten vorkommt, wie im Sonnenblumenöl oder Olivenöl. Linolsäure senkt den Cholesterinspiegel des Blutes.

Mikronährstoffe: Sammelbegriff für die Nahrungsbestandteile, die der Körper täglich in kleinen Mengen benötigt. Dazu zählen Vitamine, Mineralien und Spurenelemente.

Osteoporose: "Knochenschwund". An einzelnen Stellen oder im gesamten Körper werden aus dem Knochengewebe Mineralstoffe ausgelagert und Knochengewebe abgebaut. Betroffen sind überwiegend Frauen nach den Wechseljahren. Sie werden dadurch anfällig für Knochenbrüche. Typisches Zeichen ist auch der "Witwenbuckel".

Präbiotische Lebensmittel: Lebensmittel, die im Darm eine für die erwünschten Bakterienkulturen günstiges Klima schaffen, indem sie z. B. das Darmmilieu ansäuern.

Probiotische Kulturen: Lebende oder abgetötete Bakterien und ihre Bestandteile, die keine krankmachenden Eigenschaften besitzen und die unerwünschte Bakterien aus der Darmflora verdrängen sollen. Lebende Milchsäurebakterien sind beispielsweise besonders widerstandsfähig gegen Magen- und Gallensäure und können deshalb den Darm lebend erreichen. Bei probiotischen Lebensmitteln sollten zwischen 10 bis 40 Prozent der Mikroorganismen lebend in den Dickdarm gelangen. Viele herkömmliche Joghurtbakterien überleben die Reise durch den Magen-Darm-Trakt entweder gar nicht oder nur in sehr geringer Zahl. Das Wort probiotisch kommt übrigens aus dem Griechischen und heißt "für das Leben".

Symbionten: Lebewesen, die durch ihr Zusammenleben voneinander profitieren, wie zum Beispiel die Darmbakterien.

Vitalstoffe: Andere Bezeichnung für Mikronährstoffe.

Fotos

dr. gerhadt media gmbh, Frankfurt: 6, 9, 40/41, 70, 73, 80, 81, 82; **Karl F. Haug Verlag in MVS Medizinverlage Stuttgart GmbH & Co. KG., Postfach 30 05 04, 70445 Stuttgart**: 7, 8, 12, 14, 15, 21, 31, 44, 47, 50, 60, 63, 64, 65, 68/69, 70, 71, 72, 74, 75, 76, 78/79, 86, 87, 92, 95, 103; **H. Wrba, O. Pecher. : Enzyme - Wirkstoffe der Zukunft. Mit der Enzymtherapie das Immunsystem stärken. Orac Verlag, Wien, München, Zürich**: 19; **Wirths Public Relations GmbH, St.-Veit-Strasse 2, 86850 Fischach**: 5, 6, 10/11, 13, 24/25, 58/59, 104, 106, 107, 108, 109, 110; **MEV Verlag GmbH, Wolframstrasse 3, 86161 Augsburg**: 32, 42, 54, 103.

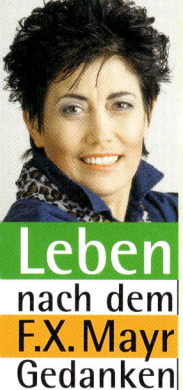
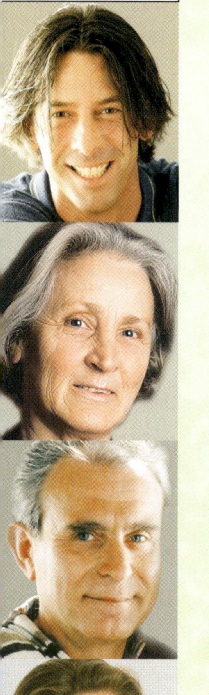
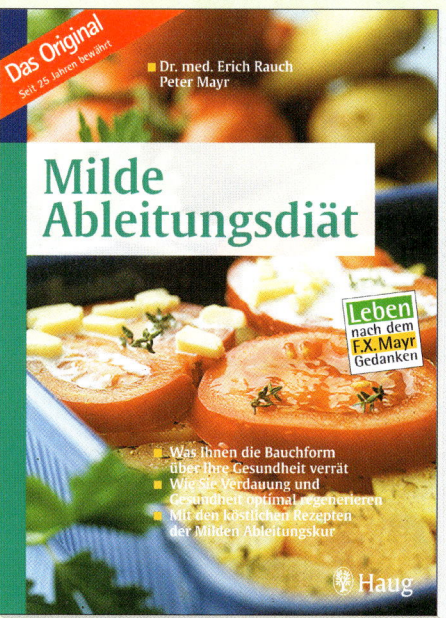
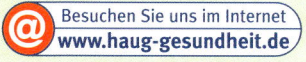